Cuando llega el Alzheimer

Cuando llega el Alzheimer

Hacia la comprensión y aceptación
de las demencias en las familias

NATALÍ PINTOS

PAIDÓS

Obra editada en colaboración con Editorial Planeta - España

© Natalí Pintos, 2024
Composición: Realización Planeta

© 2024, Centro de Libros PAPF, SLU. – Barcelona, España

Derechos reservados

© 2024, Ediciones Culturales Paidós, S.A. de C.V.
Bajo el sello editorial PAIDÓS M.R.
Avenida Presidente Masarik núm. 111,
Piso 2, Polanco V Sección, Miguel Hidalgo
C.P. 11560, Ciudad de México
www.planetadelibros.com.mx
www.paidos.com.mx

Primera edición impresa en España: abril de 2024
ISBN: 978-84-1344-321-8

Primera edición impresa en México: diciembre de 2024
ISBN: 978-607-569-803-8

No se permite la reproducción total o parcial de este libro ni su incorporación a un sistema informático, ni su transmisión en cualquier forma o por cualquier medio, sea este electrónico, mecánico, por fotocopia, por grabación u otros métodos, sin el permiso previo y por escrito de los titulares del *copyright*.

La infracción de los derechos mencionados puede ser constitutiva de delito contra la propiedad intelectual (Arts. 229 y siguientes de la Ley Federal del Derecho de Autor y Arts. 424 y siguientes del Código Penal Federal).

Si necesita fotocopiar o escanear algún fragmento de esta obra diríjase al CeMPro (Centro Mexicano de Protección y Fomento de los Derechos de Autor, http://www.cempro.org.mx).

Impreso en Operadora Quitresa S.A. de C.V.
Goma 167, Granjas Mexico, Iztacalco,
Ciudad de México, C.P. 08400
Impreso en México - *Printed in Mexico*

*A todas las personas que cuidan en silencio de un ser
querido con demencia y que necesitan
creer que es posible encontrar la luz.
A todas las personas con demencia, porque
se merecen nuestro respeto y nuestra comprensión.
A la memoria de mi bisabuela, mi madre del alma.
A Jaume, por su amor y su tiempo.
A la familia y a los amigos, por sus palabras.
A la vida y sus sincronicidades.*

Sumario

El porqué de este libro 9

1. La demencia................................. 11
   1.1. Introducción a la demencia 11
   1.2. ¿Qué es una demencia?................... 13
   1.3. Tipos de demencias más conocidas 21
   1.4. La desconocida anosognosia.............. 28
   1.5. La demencia es más que una pérdida
        de memoria 31
   1.6. Los síntomas más comunes en la demencia
        y las herramientas para afrontarlos........ 35
   1.7. Nada de lo que ocurre es algo personal..... 89
   1.8. Viajar a su mundo 92
2. La sobrecarga de la persona cuidadora 97
   2.1. Síntomas del síndrome de sobrecarga
        de la persona cuidadora................... 97
   2.2. La memoria y la sobrecarga de la persona
        cuidadora................................ 110
   2.3. El cuerpo durante el cuidado 116
   2.4. El poder del entorno social en tu vida...... 121
   2.5. Pedir ayuda es una herramienta poderosa.. 132

3. La relación con la demencia. 141
　3.1. Consecuencias de relacionarnos con
　　　la demencia como algo hostil 141
　3.2. Beneficios de relacionarnos con la demencia
　　　como un desafío 148
4. La pérdida en la demencia. 159
　4.1. El mensaje del duelo 159
　4.2. Las emociones durante la pérdida 168
　4.3. La pérdida psicológica en la demencia 210
5. El mar de la demencia 217

Bibliografía. 219
Fundaciones y asociaciones. 221

El porqué de este libro

La demencia llegó a mi vida cuando tenía diecisiete años. Estaba sentada justo delante de mi bisabuela y, de pronto, se cayó al suelo. Sufrió una embolia debido a la cual acabó desarrollando una demencia vascular.

Esa primera noche en el hospital estuve con ella gracias al equipo de enfermería, que me lo permitió después de ver mis llantos, ya que una menor de edad no podía quedarse sola con una persona adulta en esas condiciones. Esa noche significó el despertar del concepto de la demencia en mi vida.

La enfermedad de mi bisabuela le provocó agresividad física y verbal, que desembocaba en golpes e insultos, e incluso llegó a arrancarme mechones de pelo; mi pelo largo que tanto cuidaba.

Una vez en casa vino un médico y me dijo: «Ella es como una burbuja: no sabes exactamente cuándo dejará de volar». Esa frase me dejó tan desolada y con un vacío tan grande que sólo me salía un «te quiero», junto con un beso, cada vez que me ponía a su lado. A todo esto se sumaba que tenía paralizada toda la zona derecha del cuerpo, lo cual le causaba más irritabilidad a ella y más frustración a mí. No sabía cómo cuidarla en cada alucinación, cómo darle la comida, cómo cambiar las sábanas, y mucho menos cómo cuidar de mí misma, pero lo que sí sabía era que ella seguía siendo adulta y que merecía mi respeto.

Mi abuela y yo la cuidamos de la manera más bella y humana de la que fuimos capaces con las herramientas que teníamos, pero nos faltó acompañamiento profesional y apoyo social. Me sentí muy sola, y más aún cuando dejó de reconocerme por mi nombre, pero sabía que había un amor que nos conectaba y que solamente nosotras entendíamos a través de la luz de la mirada.

Este libro es el acto de amor que te regalo a modo de acompañamiento psicológico y humano, que considero que es fundamental en esta realidad silenciada. Aquí encontrarás desde la explicación de los síntomas de las demencias hasta herramientas prácticas para el día a día y para entender el remolino emocional de la pérdida. Asimismo, te acompañará en las emociones propias del duelo que estás viviendo como acto de amor por la pérdida progresiva de alguien a quien amas.

Viví esta experiencia en el año 2006 y, lejos de llevarme a un mundo oscuro permanente, me dio la luz para iniciar una de las principales metas de mi vida: acompañarte en este camino para brindarte lo que a mí me faltó. De manera sincronizada te has convertido en el sentido de mi experiencia como cuidadora.

Te deseo un feliz vuelo en el viaje por las palabras de este libro.

Con todo el cariño que te mereces.

1
La demencia

1.1. Introducción a la demencia

> Las personas con alzhéimer merecen que se las vea y se las ayude.
>
> Julianne Moore, actriz

Durante muchos años nos han hablado de la demencia como sinónimo de una pérdida de memoria, pero hoy sabemos que es mucho más que eso. También nos han contado que la demencia senil es el diagnóstico exacto para cualquier persona que llega a la vejez y tiene olvidos, cuando en realidad *demencia senil* no es ningún diagnóstico y ningún profesional de la salud lo acepta como tal. Si fuera así, ¿por qué hay personas de cincuenta años diagnosticadas de la enfermedad de Alzheimer? Hoy, gracias a la comunidad científica, tenemos más conocimientos sobre la magnitud de las demencias y sabemos que la vejez no es sinónimo de demencia.

Sin embargo, para comprender qué es una demencia debemos ir por partes y empezar por el principio, lo que quiere decir viajar al cerebro, que es el motor donde se inicia. Para entenderlo debemos imaginarnos que el cerebro es un precioso bosque con árboles que hablan entre sí, que se envían mensajes a través de las ramas y las raíces, que son capaces de crear amor, empatía, imaginación, memoria y recuerdos, pero también miedo, frustración y culpa. Qué listo fue Hipócrates cuando dijo lo siguiente sobre el cerebro: «De él y nada más que de él vienen las alegrías, el placer, la risa y también la tristeza, el dolor, la pena y el miedo». Eso es el cerebro humano: una masa gelatinosa que pesa poco más de un kilo y que se ha convertido en el brillante misterio del universo de las demencias.

La comunicación entre los árboles equivaldría a los mensajes que se envían los 86.000 millones de neuronas que habitan en nuestro cerebro, pero lo cierto es que el bosque neuronal es frágil, limitado y capaz de enfermar hasta causar daños en las raíces y las ramas de cada neurona. Eso es lo que ocurre en las demencias: las raíces (dendritas) y las ramas (axones) dejan de mandar y recibir información para su hoja (neurona), lo cual provoca que ésta se dañe y pierda la conexión con otras neuronas que nos permiten llevar a cabo todo lo que hacemos. Entonces, podríamos decir que, en muy resumidas cuentas, la demencia es la consecuencia del daño neuronal y la pérdida de conexión entre neuronas, lo cual causa el deterioro de diversas capacidades de la persona.

Estas dificultades en las conexiones neuronales hablan de los 55 millones de personas que tienen demencia en el mundo entero, según los datos de la Organización Mundial de la Salud (OMS) en el momento de escribir el libro. Al mencionar esta cifra no puedo evitar pensar que también son 55 millones de personas cuidadoras y familias preocupadas que necesitan respuestas a las incógnitas de la demencia y que se merecen herramientas para vivir con más serenidad el día a día. Con esto te quiero decir que la demencia también es la familia, los grandes silenciados que merecen nuestra atención, cariño y respeto, ya que ellos son quienes cuidan y viven las consecuencias de la sobrecarga del cuidado, que son realmente significativas.

Para mí la demencia es mucho más que una sintomatología descriptiva, ya que no podemos entenderla sin la familia y las personas que les brindan amor, respeto y dignidad a quienes la padecen. La sintomatología de la demencia y las familias cuidadoras se pueden explicar diferenciadamente, pero no se pueden separar cuando se describen.

1.2. ¿Qué es una demencia?

> En ningún lugar está escrito que esta enfermedad sea invencible.
>
> Pasqual Maragall, político

Para empezar, es fundamental comprender que la demencia no es un diagnóstico en sí mismo ni una enfermedad concreta, sino que es un término que se utiliza para describir los síntomas que una persona puede experimentar si vive alguno de los tipos de demencias existentes, que causan un deterioro de las habilidades cognitivas que interfiere en la independencia y la vida diaria de la persona (Alzheimer's Association, 2023). Por este motivo, cuando una persona me dice que un familiar tiene demencia, yo suelo preguntar de qué tipo se trata. Algunas veces me miran con cara de no entender la pregunta, otras me dicen que tienen «demencia», sin más, mientras que en otras ocasiones me preguntan: «¿Cómo?». Sin embargo, hay otras personas que me explican que el médico les ha dicho que está claro que existe una demencia, pero que no se puede especificar concretamente de qué clase es porque faltan pruebas, o bien la persona está en un estado tan inicial que cuesta identificar el diagnóstico. Ésta es la realidad de muchas familias mientras la ciencia sigue trabajando para concretar y acotar estas realidades.

Es cierto que el diagnóstico resulta clave para comprender el curso evolutivo de la demencia, ya que no es lo mismo una enfermedad de Alzheimer, una demencia frontotemporal, una demencia con cuerpos de Lewy o una demencia vascular, entre otras. Cada tipo tiene un curso evolutivo determinado por la ubicación del daño en el bosque cerebral, ya que, como bien sabemos, cada área del cerebro tiene una función concreta. Esto quiere decir que la evolución de una persona con la enfermedad de Alzheimer no será igual que la de una persona con demencia frontotemporal o demencia con cuerpos de Lewy, por muchos parecidos que puedan existir en el proceso. Entender esto ayuda a prepararse mejor para el cuidado y dejar de comparar con las demencias de otros familiares o vecinos.

Es posible que estés pensando: «Si tan distintas son, ¿por qué los médicos no ven las diferencias y diagnostican en consecuencia?». Yo no soy médica, pero sí especialista en demencias, y puedo decir que a veces no es tan fácil ver las diferencias. En ocasiones una enfermedad de Alzheimer puede ser de variante lingüística, solaparse con la variante logopédica de la demencia frontotemporal y compartir síntomas. Curioso, ¿verdad? Resulta que cada demencia es un mundo y cada diagnóstico puede tener una variante concreta.

Para ejemplificarlo mejor te pediré que tires del hilo de los recuerdos y pienses si alguna vez has oído alguna frase como las siguientes sobre personas con demencia: «Mi familiar no tiene nada de todo eso», «Qué raro, siendo tan joven. A lo mejor no es una demencia», «¿Aún no se ha puesto agresivo?». ¡Ajá! Resulta que estas frases comparan las demencias y pueden llevar a que la persona ponga en duda los síntomas de su familiar y hasta su propia manera de cuidar, cuando en realidad no existe un recorrido exacto para todas las personas con demencia.

Recuerdo a un señor que sentía una culpa muy importante porque su mujer vivió un deterioro cognitivo y físico muy significativo en un período de dos años, mientras que oía a otras personas que decían: «Mi pareja estuvo así más de tres años». Esto le hacía pensar que el culpable de ese deterioro había sido él. Lo que ese señor no sabía es que cada recorrido de la demencia es único y personal, y las comparaciones entre ellos pueden fomentar que la persona cuidadora se sienta más sola y hasta culpable de una conexión neuronal que no depende de él. Sin embargo, el amor sí que dependía de él y puedo asegurar que de eso iban muy servidos.

Todas estas comparaciones deberían desaparecer del diálogo cuando hablamos de demencias, ya que crean una definición de la demencia incorrecta, dañina y muy alejada de la realidad. Lo que sí podemos decir son frases como «Mi familiar vive la demencia...» o «A mi familiar le sucede...» y añadir lo que se considere oportuno. Fíjate en que he incluido el verbo *vivir*. ¡Qué importante es darse cuenta de la cantidad de vida que hay en el curso de la demencia, por si se nos olvida!

En mi paso por residencias y centros de día y en todos los años que llevo en este maravilloso mundo de la psicología he llegado a una conclusión que me emociona: para mí no existen demencias peores ni mejores. Te aseguro que yo misma pensaba que las había mejores y peores, pero un día me ocurrió una cosa que me cambió totalmente la perspectiva. Durante mis estudios de Psicología ya tenía claro que quería dedicarme a este ámbito, así que busqué la manera de hacer prácticas con personas con enfermedades neurodegenerativas para aprender, pero, por encima de todo, para saber si era realmente lo que quería. Me prometí que si el trato con ellos me afectaba tanto que me impedía desempeñar mi labor profesional, no seguiría ese camino, ya que entendía que no podría dar lo mejor de mí misma para acompañarlos.

Un día un caso me inundó el corazón de frustración, rabia e impotencia por no poder hacer nada más, y mientras escribo estas palabras se me caen lágrimas por la mejilla al recordarlo. Era un señor diagnosticado de demencia con cuerpos de Lewy que tenía una alegría que contagiaba la sala entera. Le costaba caminar, pero seguía haciéndolo, hasta que un día lo vi entrar en silla de ruedas, con el cuerpo inclinado hacia la izquierda, sonriendo, pero sin poder transmitir con su conducta esa chispa que le veía en los ojos. Al terminar mi jornada me encerré en el coche, lloré y le di un golpe lleno de rabia al volante, porque entendí que no podía hacer nada por él.

Hasta yo me sorprendí del golpe, ya que pocas cosas en la vida han llegado a generarme tanta rabia e impotencia. En ese momento recordé mi promesa y me dije: «Natalí, no vas a curar ninguna demencia. El amor es lo más grande que puedes darles, así que prepárate si quieres seguir en este camino».

Mientras seguía llorando recordé el día que decidí que ésta era mi vocación. Fue en una formación sobre neuropsicología aplicada, al principio de mi aventura universitaria, junto con mi amiga Sol, para ser psicólogas, a la cual asistimos para saber si la neuropsicología nos gustaba o no y así poder elegir nuestra especialidad. En esa formación el maravilloso neuropsicólogo Jordi Gich expuso un caso de demencia vascular. Yo no tengo claro si realmente lo escuchaba, ya que mi mente estaba volando en el recuerdo del cuidado de mi bisabuela mientras los ojos se me llenaban de lágrimas. Llegó el descanso y le dije a Sol: «Ya tengo claro a lo que me quiero dedicar. Me especializaré en demencias».

Fue tal la magnitud de esas palabras que, tras el impacto del día del coche, tuve la sensación de que el corazón me latía de la misma manera y que la vida me había puesto a ese señor delante para demostrarme que estaba hecha para eso. No obstante, debía prepararme, y así lo hice después, trabajando en residencias y centros de día y llegando hasta aquí. De este modo conocí a personas increíbles con demencia que me enseñaron que la sintomatología marca el camino, pero la historia de vida de la persona la marca el amor. Me enseñaron que hay que confiar en la ciencia, porque nos ayuda a entender qué es lo que está pasando dentro de ese bosque neuronal y cómo cada trocito de neurona dañada dificulta el recuerdo, el aprendizaje o el habla. Esas personas también me enseñaron que, como dice Mario Benedetti, «el olvido está lleno de memorias»; que el olvido no elimina el amor ni las emociones, que no significa dejar de ser y que lo que la persona ha vivido importa, porque tiene el poder de convertirse en una herramienta. Todas esas personas con demencia me enseñaron que no existen demencias peores o mejores y que, si somos capaces de ver más allá, encontraremos amor y todo lo que los síntomas no explican.

Te contaré otra historia personal con las demencias. Tuve una época en que iba por la vida con el piloto automático, trabajando muchísimo, acabando el máster en Neuropsicología y dejando de lado muchas cosas que me llenaban. Pero un día me pregunté: «¿Qué estás haciendo con tu vida?», y en ese momento entendí que debía cambiar. Lo increíble de esta historia no es mi cambio, sino lo que me dijo una persona con demencia moderada-avanzada que vivía en una residencia cuando me vio pasar por su lado. «Niña, ven», me llamó. Me tomó de la mano y me dijo: «No trabajes tanto. Se te nota en la cara que estás cansada». Os podéis imaginar lo sorprendida y descolocada que me quedé, ¿verdad? Se me erizó hasta el último pelo y le hice caso a esa señora, a la cual sigo dando las gracias por tan inmenso aprendizaje.

Con esta historia quiero explicarte que la demencia no elimina la conexión con el entorno y que quienes la padecen siguen estando aquí. Cambiados, sin la identidad que antes los describía, sin expresar lo que antes expresaban y sin eso que tanto nos podían dar, pero siguen estando, y justamente por este motivo me he aprovechado de mi profesión para preguntarles a las personas con demencia qué consejo me darían. Me los he guardado todos en el corazón, porque es increíble lo que me han llegado a decir. «No trabajes tanto», «No te enfades», «Viaja» y «Sé feliz con pocas cosas» han sido algunas de las frases más maravillosas que me han dicho.

Entonces, ¿qué es una demencia? Como se ha mencionado antes, una demencia no es un diagnóstico, sino el término que se utiliza para describir la pérdida de habilidades cognitivas y funcionales. Según las palabras del doctor Budson y el doctor Solomon (Budson y Solomon, 2017), para establecer la existencia de una demencia es preciso evaluar tres áreas:

1. Las funciones intelectuales (cognición)
2. La actividad
3. El estado de ánimo y el comportamiento

Estas valoraciones se llevan a cabo teniendo en cuenta los resultados de las entrevistas a la persona con demencia y a la familia y a las personas cuidadoras, las pruebas médicas y los cuestionarios neuropsicológicos. Para el diagnóstico se tienen en cuenta los resultados y se valoran según los criterios para la demencia del DSM-5 y los criterios clínicos fundamentales de la demencia por cualquier causa del National Institute on Aging y la Alzheimer's Association. Estos criterios no especifican el tipo de demencia, pero sí que nos permiten tener un mapa de las afecciones más notorias y comunes entre las demencias, en las que el declive del recuerdo de información aprendida recientemente y del aprendizaje resultan ser un claro indicio de la alteración amnésica.

No obstante, aparte del declive anteriormente mencionado, el diagnóstico también requiere la existencia de al menos otra disfunción cognitiva, que podría ser alguna modificación no amnésica como alteraciones en el lenguaje, cambios en la resolución de problemas, en el conocimiento espacial, un deterioro del reconocimiento de caras o la alteración del razonamiento y el juicio. Estos criterios van mucho más allá de los aspectos que acabo de citar, pero he considerado oportuno exponerlos resumidamente para que puedas constatar cómo se entiende la demencia de manera general como término, pero luego conviene especificarla para aclarar los síntomas concretos de cada persona. De esta manera, podemos ver como los síntomas que indican la presencia de una demencia impactan significativamente en las diversas áreas de la vida de la persona, lo cual produce una pérdida de autonomía en las actividades diarias que no se puede atribuir a un síndrome o a un trastorno que no sea la demencia. Si bien entender la demencia en general no concreta los síntomas específicos de la persona, sí que abre la posibilidad de recorrer el camino de la comprensión de la realidad, ya que brinda un mapa lleno de conocimiento para entender el diagnóstico y lo que puede venir en el futuro, para, de este modo, empezar a abrazar esta realidad, que ha llegado para quedarse, desde otra perspectiva.

Ahora, sentada en mi escritorio blanco y llenándome de la luz de los rayos de sol de septiembre que se cuelan entre los espacios libres de la persiana, quiero resumir lo que he querido decir con toda esta explicación sobre la demencia. Ya te habrás dado cuenta de que he hablado de la demencia como un término que no se limita concretamente a la edad, ya que entiendo esta realidad desde la visión científica, pero también desde el amor y mis propias experiencias con personas con demencia. Para mí es imposible definir la demencia sin tener en cuenta todo lo que he expresado hasta ahora, ya que si me refiero a las personas mayores les estaría faltando el respeto a los millones de personas que tuvieron y tienen demencia con menos de sesenta y cinco años. De hecho, en la fecha en la que se escribe el libro se ha registrado el caso de alzhéimer precoz en la persona más joven hasta ahora, con sólo diecinueve años, según el *Journal of Alzheimer's Disease* (2023).

Con la intención de poder darte la definición más sincera sobre qué es una demencia, considero que debemos entenderla desde la sintomatología que nos describen las investigaciones, ya que nos abre las puertas a la comprensión y al dolor de lo que irá llegando progresivamente a nuestra vida. Sin embargo, la demencia no es sólo ese listado real de la evolución, sino también la historia de vida de la persona y el amor que transmite hacia lo que para ella es importante en ese momento. Dicho de otra manera, quizá tu familiar tiene dificultades para comunicar lo que siente, pero puede expresar con la mirada, los gestos y los movimientos el amor hacia algo en concreto.

Lo he visto en muchísimas personas, pero mientras escribo estas palabras recuerdo a un señor diagnosticado de demencia vascular que fue muy feliz construyendo guitarras durante casi toda su vida laboral. Un día ese señor empezó a presentar alteraciones conductuales derivadas del síndrome del ocaso,[1] y pensé: «¿Y si utilizamos las guitarras para controlar su conducta?». Buscamos vídeos sobre construcción de guitarras y los ojos le empezaron a brillar al ver lo que tanto le había llenado durante su vida, y nos explicó con detalle todo el proceso de construcción de una guitarra. ¡Vaya

---

1. Comportamientos como la agitación, la inquietud, la confusión, la agresividad o la deambulación que las personas con demencia experimentan con la puesta de sol.

si aprendimos de él! La alteración conductual disminuyó y el amor por su historia de vida funcionó. Claro que a veces no es tan fácil, pero es posible si le ponemos mimo a lo que les inunda de amor el alma.

Para mí eso es una demencia: una comprensión de sus síntomas concretos, entender que siguen siendo personas con emociones durante la evolución de la enfermedad y la sabiduría de comprender que el amor sigue caminando por el bosque de la mente, el alma y el cuerpo.

1.3. Tipos de demencias más conocidas

Según la OMS, entre un 60 y un 70 por ciento de los casos diagnosticados de demencia son causados por la enfermedad de Alzheimer, que se ha convertido en el tipo de demencia más conocida en la actualidad. El conocimiento de la enfermedad de Alzheimer llegó gracias a la investigación científica, la implicación de profesionales cada vez más especializados y la familiarización con la palabra *alzhéimer* a partir del diagnóstico de un familiar, vecino, amigo o amigo de un amigo. Todos sabemos que el alzhéimer es un tipo de demencia, pero ¿quién conoce los otros tipos de demencia que suponen el 30-40 por ciento restante? Si entendemos que existen 55 millones de personas con demencia, esto quiere decir que 16,5 millones están diagnosticas de demencias poco conocidas y que también merecen ser mencionadas.

En el tiempo que llevo ejerciendo como psicóloga especialista en demencias me he encontrado con muchas familias que se han sentido incomprendidas por la sociedad, ya que al decir cosas como «Mi madre tiene demencia con cuerpos de Lewy» o «Mi padre tiene demencia vascular» la otra persona responde: «Ah, es como el alzhéimer». Ésta es una respuesta totalmente incorrecta y que hace daño, pero es normal porque no nos han educado para conocer las demencias y siguen estando rodeadas de estereotipos.

Lo que quiero decirte es que cada demencia es única y tiene su propia evolución característica e incomparable con otras demencias. Para entender que cada una es diferente te voy a pedir que vuelvas a imaginarte el precioso bosque que tenemos en el cerebro, por donde pasan carreteras que nos llevan a distintos lugares. Resulta que una de las carreteras se corta y no existe otra manera de llegar al destino ni material para arreglarla, lo cual provoca que el lugar quede deshabitado y, finalmente, olvidado. Eso es lo que pasa en las demencias: las carreteras neuronales están en obras y al final se acaban cortando, lo cual ocasiona que los neurotransmisores no puedan enviar la mensajería al destino. Ahora bien, cada demencia tiene su propio destino, aunque a veces se asemejen. Por ejemplo, la meta puede ser recuperar el recuerdo de una palabra o de algo vivido, pero tal vez esos destinos se muestren afectados en diferentes momentos, según el tipo de demencia y la reserva cognitiva de la persona.

Recuerdo que en una de mis formaciones junté a diversas personas cuidadoras de pacientes con el mismo tipo de demencia, concretamente la demencia con cuerpos de Lewy, la demencia frontotemporal y la enfermedad de Alzheimer, por separado. Quienes participaron expresaron su satisfacción por poder estar con otras personas cuidadoras de pacientes con el mismo diagnóstico, ya que se sentían más comprendidas y acompañadas. Por ejemplo, la demencia con cuerpos de Lewy es la clase de demencia en que es más frecuente que se produzcan alucinaciones visuales, y por eso las personas cuidadoras se sintieron más comprendidas al hablar sobre este tema y compartir recomendaciones. (Te avanzo que más adelante hablaremos sobre las alucinaciones, pero no te asustes: no siempre son tan terribles como nos imaginamos.)

Llegados a este punto, quiero que conozcas los tipos de demencias más comunes que han sido diagnosticadas hasta la actualidad. Para ello te ofreceré una breve explicación de cada una, para ayudarte a comprender esos conceptos que a veces nos cuesta entender:

- **Enfermedad de Alzheimer.** Es la causa más común de demencia y se estima que supone entre un 60 y un 70 por ciento de los casos, según la OMS. Después de la notoria pérdida de memoria inmediata vemos las dificultades de la persona para encontrar las palabras, para planificar, alteraciones en el razonamiento y el juicio, así como dificultades visoespaciales.[2] También suelen presentarse síntomas conductuales como apatía, agitación, irritabilidad, ansiedad y delirios, así como una afectación más notoria en la memoria durante su evolución. En etapas avanzadas la dificultad para caminar, hablar e ingerir se hace comúnmente visible. Cabe destacar que en algunos casos se presentan alteraciones cerebrales de uno o más tipos de demencia, lo cual lleva a considerarlas como demencias mixtas.
- **Demencia vascular.** Se estima que entre un 5 y un 10 por ciento de las personas con demencia presentan demencia vascular, mientras que otro 10-15 por ciento de las personas con demencia padecen una demencia mixta, que se considera una enfermedad cerebrovascular más que una enfermedad neurodegenerativa (Alzheimer's Association, 2023). Frecuentemente sus inicios se caracterizan por pensamientos lentos en la toma de decisiones, en la organización o en la planifi-

---

2. Alteración que dificulta la capacidad de la persona para conectar con la profundidad y el espacio de su entorno y comprender las distancias entre objetos. Esta alteración provoca que el riesgo de caídas sea más alto.

cación, debido a la afectación en la velocidad de procesamiento. También se suelen manifestar alteraciones en la capacidad atencional y de memoria, así como una disminución de la conexión emocional con el entorno y dificultades motoras, concretamente desequilibrio y un caminar más lento (Budson y Solomon, 2017).

- **Demencia con cuerpos de Lewy.** Según el informe de la Alzheimer's Association (2023), se estima que el 5 por ciento de las personas mayores con demencia presentan este tipo de demencia, aunque la mayoría de estos casos también tienen cambios cerebrales propios de la enfermedad de Alzheimer. Se caracteriza por comenzar con notorias alteraciones del sueño, alucinaciones visuales y deterioro visoespacial. La alteración de la memoria se muestra desde el inicio, pero a veces no es muy evidente hasta que se llega a un estado moderado de la demencia. También se suele presentar parasomnia,[3] en forma de trastorno de la conducta del sueño REM, así como cambios conductuales, como alucinaciones visuales y fluctuaciones de la atención y en el grado de alerta (Budson y Solomon, 2017).

- **Demencia frontotemporal.** Representa entre un 5 y un 10 por ciento de los casos de demencia y es tan frecuente como la enfermedad de Alzheimer en personas con demencia menores de sesenta y cinco años (Budson y Solomon, 2017). Los síntomas más frecuentes son los cambios en la conducta social de la persona, en la que habitualmente vemos apatía, desinhibición, comentarios inapropiados y no propios de la persona, comportamientos estereotipados, alteraciones en la conducta alimentaria y desatención del autocuidado.

---

3. Alteración que ocurre durante el sueño y que incluye pesadillas, terrores nocturnos y sonambulismo.

Asimismo, se presentan dificultades lingüísticas y atencionales significativas y que afectan a la vida diaria de la persona. Cabe destacar que históricamente se conocen tres tipos de variables de esta demencia, entre las que la variante conductual es la más frecuente en relación con la variante semántica o la variante no fluente o agramatical. Cada una tiene sus propios signos y síntomas (Cruzado y otros, 2021).

- **Afasia progresiva primaria y apraxia del habla.** Seguramente la palabra *afasia*[4] ya te suene rara, así como también *apraxia*,[5] y el diagnóstico completo aún más. La afasia progresiva primaria es un síndrome clínico caracterizado por la alteración del lenguaje que se clasifica según su variante: logopénica,[6] semántica[7] o no fluente/agramatical.[8] Posteriormente pue-

---

4. Pérdida o trastorno de la capacidad del habla debido a una disfunción en las áreas del lenguaje de la corteza cerebral.

5. Incapacidad de realizar movimientos voluntarios sin causa orgánica que lo impida.

6. Se caracteriza por un lenguaje anómico, generando que la persona presente dificultades para encontrar la palabra. Son personas que presentan un habla lenta y reducida debido a las pausas para encontrar la palabra. Sin embargo, la gramática y la articulación se muestran preservadas, así como también la capacidad de señalar correctamente el objeto cuando una persona se lo denomina.

7. Presenta una pérdida progresiva del conocimiento semántico, lo que genera que la persona tenga dificultades en la comprensión de palabras sencillas, en el conocimiento de objetos o en la nominación de artículos que tiene delante. El discurso va perdiendo significado, suelen sustituir palabras del mismo campo semántico (parafasias semánticas) y dan largos rodeos para definir una palabra (circunloquios). Presentan una buena comprensión de frases.

8. La persona presenta una producción del habla dificultosa con errores en la estructura morfológica del lenguaje, generando errores inconscientes y frases inteligibles. Comprenden las palabras sencillas y reconocen los objetos, aunque presentan afectación en la comprensión de frases gramaticalmente complejas.

den aparecer alteraciones conductuales, motoras y cognitivas y desarrollarse una demencia afásica. La apraxia primaria progresiva del habla se caracteriza por la variación en la planificación motora del habla en ausencia de deterioro del lenguaje, que en estados avanzados se combina con alteraciones cognitivas, motoras y del lenguaje (González y Rojas, 2019).

- **Demencia por la enfermedad de Parkinson**. Un 30 por ciento de las personas diagnosticadas de párkinson no llegan a desarrollar demencia como parte de la evolución de la enfermedad, según Parkinson's Foundation (2022).[9] Esta dolencia tiene otros síntomas no relacionados con el movimiento que son igual de importantes y que pueden ayudar a entenderla mejor. En los casos de personas con párkinson que desarrollan demencia, la enfermedad suele cursar con un deterioro de las habilidades cognitivas, cambios de personalidad y emocionales que interfieren en el funcionamiento ocupacional y social de la persona.
- **Parálisis supranuclear progresiva (PSP)**. La evolución de la PSP genera síntomas de deterioro ocular como la fijación repetitiva, lo cual provoca inicialmente la pérdida voluntaria de los movimientos oculares verticales y posteriormente de los horizontales. La afectación en las extremidades se manifiesta mediante rigidez, lentitud del movimiento (acinesia), dificultad para girar y sentarse en el propio eje e hiponimia (disminución o ausencia de expresión gestual). Conforme avanza la enfermedad se manifiesta paresia (pérdida

---

9. «10 pasos para cuidar a una persona con demencia», Parkinson's Foundation, 2022, <https://www.parkinson.org/blog/espanol/demencia#:~:text=Según%20investigaciones%20recientes%2C%20un%2030,Alzheimer%20-%20La%20forma%20más%20común>.

parcial de fuerza) supranuclear de la mirada hacia abajo, lo cual provoca dificultades en las actividades básicas de la vida diaria (Sánchez, 2017). El deterioro cognitivo se evidencia en un 68,7 por ciento de los enfermos mediante cuadros de demencia que se presentan con olvidos frecuentes, cambios emocionales, alteración en el procesamiento del pensamiento y en el sueño, acompañados de la presencia del síndrome frontal grave, que se caracteriza por apatía, inestabilidad emocional, impulsividad y desinhibición. Los cambios iniciales en la personalidad y en el afecto pueden dificultar la diferenciación entre la PSP y los síntomas depresivos (Nuñez y otros, 2022).

Como hemos visto hasta aquí, existen diversos tipos de demencia, y también es importante mencionar las causas de demencia menos frecuentes, como la enfermedad de Creutzfeldt-Jakob, la enfermedad de Pick, la degeneración corticobasal, la enfermedad de Huntington o el síndrome de Wernicke-Korsakoff.

Escribiendo estas palabras he recordado que durante mis estudios de Neuropsicología me di cuenta de que era necesario explicar y brindar herramientas para descifrar lo que decían los informes neuropsicológicos. Recuerdo perfectamente que pensé: «¿La familia entenderá esto?», y entonces me di cuenta de que se tenía que ir mucho más allá de los informes para decirles a las familias qué era lo que estaba pasando y qué se podía hacer.

Acabamos de hacer un recorrido por las principales demencias, pero entraremos poco a poco en la mente de una persona con demencia para entender los informes, comprender a quien la sufre y encontrar herramientas que ayuden a las personas cuidadoras a encarar mejor el día a día. No obstante, te recuerdo que ante cualquier duda sobre un informe o del día a día debes preguntar al profesional o la profesional responsable, que debería ser siempre un gran apoyo en este camino.

1.4. La desconocida anosognosia

Muchas familias me comentan que quieren que su familiar acepte la enfermedad, pero no consiguen que lo haga de ninguna de las maneras. Estos intentos fallidos por parte de la familia generan frustración, y lo que ocurre en muchos casos es que no es que la persona no quiera aceptar la enfermedad, sino que no puede. Lo que quiero decir es que la persona con demencia pierde la capacidad de tener conciencia de su propia enfermedad y sus dificultades, lo cual provoca que pueda pronunciar frases como las siguientes:

- «¿Yo? Es ella la que no se acuerda de nada» (cuando se le dice algo relacionado con sus olvidos).
- «Yo no he visto ni tocado ningún calcetín» (como respuesta a un familiar que le ha preguntado dónde los ha dejado).
- «No necesito ayuda para nada» (haciendo referencia a recibir ayuda de una persona cuidadora).

Está claro que todas estas personas no son conscientes de su propia enfermedad y que niegan una evidencia que nosotros podemos ver, pero ellas no. Por lo tanto, si no pueden reconocer su propia enfermedad, menos podrán aceptar que la tienen. Esto nos lleva al concepto de *anosognosia*, una palabra rara que puede que más de uno haya leído más de una vez. Según la Real Academia Española (RAE), la *anosognosia* es una «enfermedad que consiste en no tener conciencia del mal notorio que se padece». Según el *Diccio-*

nario Akal de Psicología de Roland Doron y Françoise Parot, la *anosognosia* es el «desconocimiento por el paciente de un déficit de origen neurológico que puede ir hasta el rechazo o la negación de éste».

Algunas de las familias a las que he acompañado me han dicho cosas como las siguientes:

- «Mi familiar no quiere reconocer que se olvida de cosas», mostrando una clara frustración en muchos casos.
- «¿Cómo puede ser que no se dé cuenta de eso?», refiriéndose a errores en actos cotidianos como el vestir o las tareas del hogar.

La respuesta es la anosognosia, que nos permite entender que la persona no es consciente de que está cometiendo un error o de que se ha olvidado de algo en concreto y, como no es consciente, no tiene ninguna forma de poder reconocerlo. No obstante, la maravillosa investigación de Elena Izquierdo (2020) sobre esta condición concluye que la prevalencia de anosognosia en cualquier grado en la población con demencia por enfermedad de Alzheimer analizada en el momento del diagnóstico fue del 70 por ciento. Este dato nos permite entender que en la mayoría de los casos es visible la ausencia de conciencia de la enfermedad, lo cual genera la necesidad de cambiar la perspectiva para darnos cuenta de que la persona no tiene por qué aceptar algo que no puede reconocer, mientras que la familia sí puede hacerlo y lo necesita.

Claro está que existe un cierto número de personas que son conscientes de la enfermedad y expresan lo que sienten, sobre todo en estados iniciales, lo cual les brinda la posibilidad de compartir sus inquietudes y voluntades con la familia. Uno de los casos que conozco es el de una señora que fue consciente de la dolencia que sufría desde los primeros indicios, ya que no sólo tenía una trayectoria profesional que la ayudaba a comprenderlo, sino también una trayectoria vivencial, porque había sido cuidadora de un familiar con alzhéimer. Cuando le llegó el diagnóstico ya sabía perfectamente lo que tenía y en ese momento pudo hablar con su familia sobre su situación y expresar incluso sus últimas voluntades. Desde mi punto de vista, mi intuición me dice que manifestó todo lo que sentía porque sabía que la anosognosia podría venir a visitarla.

Sin embargo, y me encantaría no tener que escribirlo, la Sociedad Española de Neurología afirmó en el 2022 que el 80 por ciento de los casos de alzhéimer que aún son leves están sin diagnosticar. Asimismo, también señaló la importancia de mejorar la precisión diagnóstica y la rapidez del proceso diagnóstico, algo que aplaudo desde aquí. Esto tiene relación con la anosognosia, porque se acaba presentando en algún momento de la evolución en la mayoría de los casos, y si el diagnóstico es tardío, evidentemente, la anosognosia será más evidente.

Más allá de la realidad, que es necesario que conozcas, la cuestión es que si tu familiar tiene anosognosia es importante que dejes de luchar para que acepte la enfermedad. Querer que la persona acepte la enfermedad o sea consciente de ella nos desgasta, nos irrita y nos lleva a un camino en el que la frustración viene a visitarte. Esto crea un ambiente de mayor sobrecarga para nosotros en el que a veces buscamos que la persona acepte la enfermedad porque a nosotros mismos nos cuesta aceptarla. Dicho de otra manera, tal vez la anosognosia nos hace de espejo para que veamos lo que nos cuesta aceptar, así que mi mayor recomendación es que comprendas la pérdida de conciencia para interiorizarla primero y que luego analices en qué momento crees que estás luchando contra la anosognosia. Te recomiendo que busques veinte minutos al día, dos veces por semana, únicamente para ti, sin móvil y a solas, en los que puedas identificar esos momentos de lucha en que, evidentemente, sales perdiendo. La anosognosia no cambiará, pero tú sí que puedes hacerlo. ¿Cómo? Adaptándote a ella.

1.5. La demencia es más que una pérdida de memoria

Empiezo a escribir estas palabras desde un rincón rectangular de mi casa, con el radiante sol de final de verano que se cuela por la persiana y pensando en cómo hemos llegado a creer que la demencia es sólo una pérdida de memoria. ¿Serán los estereotipos asociados a las personas mayores? ¿Será el dolor que nos genera esta realidad? ¿Será que no hablamos lo suficiente sobre las demencias? Está claro que la percepción social que se tiene de la demencia da pie a la estigmatización, lo cual provoca un mayor aislamiento de las personas con demencia, pero también de las personas cuidadoras y las familias.

El modo en que se habla de la demencia influye directamente en la percepción que tenemos sobre ella y promueve connotaciones de algo sobre lo que la misma persona que habla de ello está desinformada. Es decir, la persona que dice que «es un tema de memoria» o que «es cosa de la edad y ya está» es la misma que está desinformada y alimenta (sin querer hacer daño) la exclusión de estas personas debido a la falta de información. En este sentido, también cabe destacar que la desinformación genera una carencia de conciencia de la enfermedad, a la cual se añaden los prejuicios y los pensamientos negativos que se atribuyen a las demencias. Esto provoca que muchas familias oculten el diagnóstico por miedo a sentirse rechazadas socialmente, lo cual afecta directamente a la calidad de vida de la persona con demencia y de su familia. Os puedo asegurar que he visto y sigo viendo muchos casos en los que se oculta la demencia para no sentirse ignorados. Por este motivo la información resulta clave para comprender la enfermedad, eliminar los estigmas aún existentes y empatizar con esta realidad que necesita ser escuchada para entender que la demencia es mucho más que una pérdida de memoria.

A muchas familias les comento, y quiero compartirlo aquí también, que es normal que pensemos que la pérdida de memoria es el único síntoma, ya que por un lado tenemos la desinformación mencionada y, por otro, los olvidos son muy evidentes y no son tan sutiles como otros síntomas más visibles en la convivencia con la persona con demencia. Sobre este tema recuerdo que una chica que cuida de su madre, pero no convive con ella, me dijo: «He estado quince días de vacaciones con mis padres y ahora entiendo mejor la demencia y a las personas cuidadoras que están todo el día con ellos. Y yo que creía que la comprendía... Estoy agotada». Por este motivo verás que a lo largo del libro me repetiré diciéndote que compartas y expreses siempre todo lo que estás viviendo.

En esta era de sobredosis de información cuesta ver que no toda es válida, y en lo que se refiere a las demencias he visto mucha información de gran calidad, pero también otra que no hace justicia a la realidad ni al trato que se merecen estas personas. La infantilización es uno de los efectos que he visto con mayor frecuencia, y debemos erradicarla con la herramienta más poderosa que tenemos: la información. Soy consciente de que muchas personas no infantilizan queriendo hacer daño; simplemente lo hacen porque nadie les ha enseñado a hacerlo de otra manera o la importancia de la dignidad en el trato.

Mientras escribo estas palabras recuerdo a un señor con demencia que iba con su hija por la plaza Mayor de mi pueblo. Me paré a saludar porque conozco a su hija y, como siempre acabo haciendo, me puse a hablar con él. Le pregunté cuál era su profesión y poco a poco empezó a explicarme que había trabajado durante años como pastelero, pero su hija lo cortó y dijo: «Trabajó de panadero en...» y siguió explicándome la vida de su padre. A continuación la detuve y le dije: «Gracias, pero me lo estaba explicando él. Sigue, Pedro». En este caso, su hija no estaba respetando el tiempo y el ritmo que necesitaba su padre para explicar su vida.

Cuando las personas son capaces de explicar las cosas a su ritmo y nosotros hablamos por ellas las estamos invalidando, lo cual afecta directamente a su autoestima. Esto es algo que veo a menudo y que hacemos por falta de información. De hecho, cuando explico estas situaciones a las personas cuidadoras me responden de esta manera: «¿En serio? Yo también lo hago y no sabía que lo estaba haciendo mal», o «Me siento culpable por haberlo hecho». No obstante, desde aquí te digo que si has actuado de esa manera ha sido, nuevamente, por falta de información y por el estigma, que no te ha permitido entender qué es una demencia. Ahora eres una persona cuidadora diferente a la de antes. No te compares con tu yo del pasado y valora la posibilidad que tienes ahora mismo de cambiar, ya que la culpa sólo te daña y no te deja ver la cantidad de gestos maravillosos y llenos de amor que haces por tu familiar. Una vez más, la información es la herramienta más valiosa que tenemos para comprender.

El hecho de no conocer las demencias también dificulta la aceptación de la realidad, ya que, al tener conceptos erróneos sobre ella, la familia se aleja de la comprensión del dolor que produce la propia pérdida de la persona querida. Cada pérdida de la persona es una señal del dolor que se siente en el camino, que es mucho más sanador y cómodo si comprendemos la realidad y hacia dónde nos dirigimos.

Lo que quiero decirte es que es imposible aceptar una realidad que no comprendemos; por eso comprender significa sanar, y sanar es abrazar el duelo. Sin embargo, para sanar y entender el propio dolor de la pérdida también es importante compartir la realidad con amigos, familiares y conocidos, ya que muchos de ellos no son conscientes de lo que estás viviendo en tu día a día, y no porque no quieran saberlo, sino porque quizá no han vivido una experiencia tan directa como la tuya y están desinformados de esta realidad, o bien porque les cuesta tolerar tu dolor.

Llegados a este punto es fundamental comprender las palabras de Renato Oliveira e Souza, jefe del Departamento de Salud Mental de la Organización Panamericana de la Salud: «Cuanto más hablemos de nuestra salud mental, más cerca estaremos de reducir el estigma que la rodea». Estas palabras me recuerdan a la historia de una persona cuidadora que se fue de vacaciones con su esposa a un hotel. Vivieron unos días fabulosos, pero una noche su mujer vivió un episodio de agresividad física y verbal, con gritos y golpes a medianoche. El marido decidió ir a dar un paseo con su esposa para que disminuyese la alteración, y cuando salió de la habitación también apareció la señora que se hospedaba justo al lado para ver qué estaba pasando. La persona cuidadora le explicó que su mujer tenía alzhéimer, a lo que la mujer de la habitación de al lado respondió: «He estado a punto de llamar a la policía porque pensaba que usted le estaba pegando a ella». A continuación la señora le dijo que creía que sabía cómo podía ayudarlo porque ella había cuidado de su madre y acabaron las dos paseando por el jardín del hotel. Explico esta historia para crear conciencia de que incluso una persona con conocimiento de la enfermedad puede pensar cosas erróneas y de la importancia de compartir la realidad, ya que si este señor no hubiera pronunciado la palabra *alzhéimer*, no hubiese recibido la ayuda de la señora.

En otra ocasión una señora me explicó que había estado de vacaciones unos cuantos días con su familia y que nadie le preguntaba por la enfermedad ni por ella. Como vio que no surgía la oportunidad de explicar la situación, decidió hablar sobre lo que estaba viviendo, sin ahorrarse ningún tipo de detalle para no minimizar la realidad. Después de explicar su situación, aparte de sentirse más aliviada, algunos familiares le dijeron que no preguntaban porque no sabían cómo hacerlo y que no eran conscientes de que la demencia afectaba tanto, porque sólo le veían alguna pérdida de memoria sin más relevancia.

Lo que quiero transmitirte es que el universo de las demencias es mucho más grande de lo que imaginamos, ya que durante un buen tiempo nos hemos creído que era sólo una afectación de la memoria y cosa de personas mayores. Hoy sabemos que la demencia afecta a las actividades diarias de la persona, así como también a la salud de las familias, debido al cuidado y al proceso de pérdida. Por lo tanto, una vez que conozcamos mejor la magnitud de las demencias ya podremos entrar en los diversos síntomas y en qué herramientas tenemos para encargarnos de ellos.

1.6. Los síntomas más comunes en la demencia y las herramientas para afrontarlos

> Hay quienes imaginan el olvido como un depósito desierto/una cosecha de la nada y, sin embargo, el olvido está lleno de memoria.
>
> Mario Benedetti, escritor

Para comprender las demencias se necesitan dos elementos claves: curiosidad y adaptación. El primero nos permite ir más allá, porque nos brinda la motivación para tener interés por los síntomas y adentrarnos en el mundo de las demencias, mientras que el segundo nos lleva a integrar lo que hemos aprendido gracias a la curiosidad, con la finalidad de acomodarnos a esa realidad. Estos dos elementos crean la composición mágica que nos permite introducirnos en la mente de la persona con demencia y acercarnos cada vez más a su mundo para adaptarnos a lo que se nos requiere. Entender los síntomas significa dejar de lado nuestro yo para comprender el mundo de las personas con demencia; se trata de descubrir lo que necesitan para adecuarnos a su mundo y no que ellas se adapten al nuestro.

La memoria

Desde hace un tiempo me pregunto: «¿Son la memoria o las memorias?». Hoy sabemos que existen diversos tipos de memoria y los especialistas del curioso mundo de las demencias sabemos valorarlas, pero el concepto de memoria debería ir más allá. Sabemos que no es una idea unitaria, y hasta aquí todo perfecto, pero sigo viendo caras de sorpresa en las familias cuando les explico las distintas clases de memoria, muchas veces con una regla como símbolo del tiempo y el recuerdo. Esas caras de asombro me indican que hay algo que estamos haciendo mal cuando explicamos la memoria o las memorias, ya que no nos debería sorprender saber que existen diversos tipos.

La cuestión es que tenemos memorias, en plural, y la frase más acertada debería ser que «la demencia afecta a las memorias», ya que en ese momento la persona pensaría: «¿Memorias? ¿En plural?», y buscaría más información, como animales curiosos que somos. Comprender esto nos permitiría eliminar por completo esta frase tan típica que sigo oyendo hoy en día: «¿Cómo puede ser que se acuerde perfectamente de cosas del pasado y no de lo que ha desayunado hoy? Seguro que si se esfuerza, se acuerda». La realidad es que el recuerdo del pasado y del presente no están en la misma parte del bosque cerebral, motivo por el cual el recuerdo inmediato se ve afectado, pero el del pasado puede estar preservado. Por este motivo las personas con demencia se sienten muy cómodas hablando del pasado. Ya que menciono esto, y si tu familiar aún tiene esta capacidad, te recomiendo que aproveches la ocasión para preguntarle sobre cosas del pasado. Esta experiencia te permitirá conocer mejor a tu familiar y descubrir partes de su vida que desconocías. En el fondo las demencias nos pueden traer momentos maravillosos si los sabemos aprovechar. Puedes utilizar la fotografía como herramienta y preguntarle sobre sus primeros días en el trabajo, la escuela, el barrio, los amigos, el primer beso, la primera pareja, anécdotas familiares, etcétera. Es muy probable que te sorprendas.

Mientras escribo estas líneas me ha venido el recuerdo de la primera entrevista con una de mis directoras de tesis doctoral. Hubo un momento en que le dije que creía que la neuropsicología debería ir más allá de un informe neuropsicológico y acercarse a la familia para que pudiera comprender qué era lo que estaba pasando. También le dije que, al menos para mí, el sentido de la neuropsicología es descifrar el misterio que es el cerebro para explicarlo a la familia. Éste es un acto de amor profesional que contribuye a generar comprensión, brindar herramientas y facilitar el camino de la aceptación. Soy de las que piensan que si no entendemos lo que sucede es muy difícil aplicar las herramientas prácticas para poder cuidar, y por eso insisto en que la psicoeducación en las memorias, y en la demencia en general, es fundamental. Hoy sigo pensando lo mismo, sólo ha cambiado una cosa: actualmente lo pienso con más intensidad y recuerdo a mi directora de tesis diciendo que sí con la cabeza como símbolo de aprobación. En ese momento supe que mi rareza como psicóloga empezaba a tener sentido.

Dicho todo esto, vamos a empezar a indagar en las curiosidades de las memorias y sus viajes, sin olvidar que cualquier afectación en la memoria implica un impacto en las tareas cotidianas. Éste es un detalle fundamental que a veces pasamos por alto.

En primer lugar, debemos tener en cuenta el **sistema de memoria**, que se podría resumir de la siguiente manera:

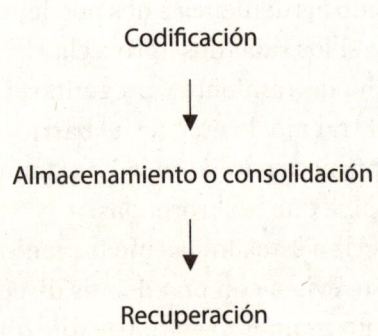

La codificación es un proceso de la memoria, que puede llevarse a cabo de manera consciente o inconsciente, en que el objetivo es transformar los estímulos sensoriales en códigos de almacenamiento o representación mental. Este proceso es clave, ya que si falla, la información no podrá ser almacenada posteriormente. Una vez que la información llega al almacenamiento o a la consolidación, lo que hacemos es retenerla para iniciar el registro temporal o permanente de ésta. Una vez registrada, la información puede perderse por diversos motivos, y uno de ellos es el propio olvido. Finalmente, si el sistema ha funcionado de manera correcta, el día que intentemos recordar esos datos accederemos a la información almacenada, que se recupera de manera consciente o mediante un comportamiento aprendido. ¿No te parece fantástico? Yo sigo sorprendida cada vez que recuerdo el funcionamiento de este sistema, que también nos permite desarrollar el aprendizaje gracias al recuerdo de los pasos o la información necesaria para desarrollar una tarea.

Una vez que entendemos el sistema de memoria y tenemos en cuenta la unión entre memoria y aprendizaje, me parece esencial compartir contigo la clasificación del aprendizaje y la memoria, en la que se recopilan los distintos tipos de memoria y su correspondiente explicación:

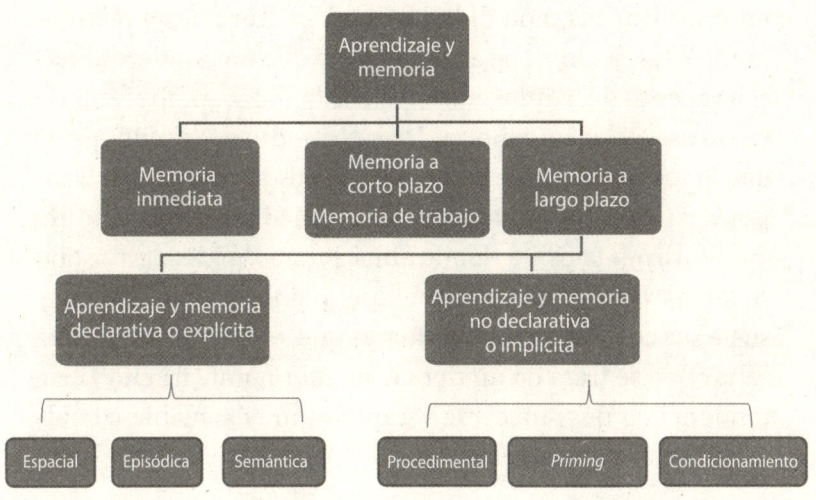

Esta clasificación de la memoria tiene un criterio temporal y categórico, lo cual genera un mapa que nos permite ubicarnos mejor en el terreno de las alteraciones de memoria en la demencia según los distintos tipos de memoria.

Memoria inmediata

Si entendemos la memoria desde una perspectiva temporal, este tipo de memoria es la capacidad que tenemos para mantener en la mente una información durante un tiempo aproximado de entre milisegundos y segundos. Es la primera clase de memoria que se muestra afectada en la demencia, lo cual es visible cuando le dices a la persona: «Recuerda el nombre Ana» y al cabo de un segundo le preguntas sobre el nombre y te dice: «No me acuerdo» o «¿Tenía que recordar algo?».

Hablamos de un tipo de memoria de gran capacidad que funciona mediante un proceso pasivo, ya que nos permite utilizar las modalidades visuales, verbales y táctiles, entre otras. Es una clase de memoria que no requiere almacenamiento de la información a corto plazo, como sí sucede en otros tipos de memoria. De este modo, podríamos decir que la memoria inmediata es la que nos permite retener un número de teléfono a muy corto plazo sin necesidad de guardarlo en la cajita donde almacenamos el recuerdo, que se muestra afectada de forma muy visible en la demencia y suele ser de los primeros síntomas que se aprecian. Cabe resaltar que se trata de un tipo de memoria muy frágil y tiene tendencia a desvanecerse, ya que es muy sensible a cualquier interferencia del entorno.

Memoria a corto plazo

Este tipo de memoria tiene una capacidad de duración un poco más larga, que va de minutos a unas pocas horas. Es la memoria que nos brinda la posibilidad de retener ese número de teléfono que no queremos olvidar, una dirección importante o una cita relevante durante el tiempo mencionado. En este tipo de memoria cada persona utiliza sus propias estrategias. Hay quienes intentan recordar los números de teléfono agrupando los dígitos de dos en dos, o de tres en tres. Lo mismo ocurre con el DNI. Es fabuloso ver como el cerebro busca sus propias técnicas para sacar a relucir este tipo de memoria limitada. Por lo tanto, y a diferencia de la memoria inmediata, aquí hablamos de un procesamiento activo de la información en el que la repetición resulta clave.

Todos nos identificaremos con ese momento en que salimos de casa repitiendo: «Tengo que comprar 1 kilo de patatas, tomates y pan». Pasan tres minutos y piensas: «1 kilo de patatas, tomates y..., me falta algo... ¡Ah! Pan». A mí también me ha pasado. Como podemos ver, la memoria a corto plazo utiliza sólo un sistema de memoria que nos permite poner en práctica actividades cognitivas básicas e inmediatas.

Este tipo de memoria se muestra afectada desde los inicios del deterioro en la mayoría de las demencias, lo cual provoca que la persona se olvide de una cita médica, de lo que ha desayunado o de lo que ha dicho hace unos minutos. Esta explicación nos ayuda a dar respuesta a una pregunta que oigo muy a menudo: «¿De verdad no se acuerda de lo que acaba de decir?» o «¿En serio no recuerda lo que acaba de hacer?». La respuesta es que, si la persona tiene afectada ese tipo de memoria, no puede recordarlo. Por eso muchas personas con demencia dicen que no han hecho o dicho una cosa cuando les preguntamos si han sido ellas, mientras que nosotros tenemos la certeza de que sí ha sido así. Sencillamente, no se acuerdan porque no han almacenado esa información y, por mucho que intentemos hacerlas recordar, no lo harán porque no pueden acceder a esos datos. Comprender este tipo de memoria nos permite entender que la realidad de las personas con demencia es distinta a la nuestra, ya que mientras que nosotros podemos recordar ese número de teléfono, ellas van perdiendo esta capacidad con la evolución de la demencia.

Esto es la memoria a corto plazo: la capacidad de almacenar una cantidad limitada de información durante un período de tiempo corto. Ésa es la memoria a corto plazo que las personas con demencia tienen afectada y que no les permite responder a un «¿Te acuerdas de lo que acabas de comer?». No es que no quieran, sino que no pueden recordarlo, porque su bosque neuronal de la memoria a corto plazo tiene carreteras en obras o sin circulación posible, lo cual hace inviable el paso de la información entre neurona y neurona. Por este motivo no es recomendable que se le digan cosas a la persona como «¿Cómo puede ser que no te acuerdes?» o «Si te esfuerzas, seguro que te acuerdas». A todas las personas con demencia les encantaría acordarse, pero, insisto, no pueden hacerlo. Dejar de lado estas frases es un acto de empatía, de amor, de aceptación de la enfermedad y un gesto que ayuda a mejorar el bienestar emocional de la persona con demencia y el tuyo, porque dejas de luchar para que se acuerden de lo que no pueden recordar.

Memoria de trabajo

Es una memoria consciente que también se conoce como memoria operativa y nos permite mantener y manipular temporalmente la información en la mente. ¿Y para qué manipularla? Para utilizarla en el nuevo aprendizaje o en la actividad que estemos llevando a cabo. Podemos decir que, a diferencia de la memoria a corto plazo, en este tipo de memoria la información se manipula y se transforma.

Mientras escribo y oigo la lluvia caer pienso en la memoria de trabajo como un robot interno con batería limitada que necesita otros procesos cognitivos para trabajar, como el lenguaje y el razonamiento. Estos procesos, en cambio, no son necesarios en la memoria a corto plazo, lo cual supone otra diferencia entre ambas. Por lo tanto, deducimos que la memoria de trabajo nos echa una mano para regular nuestras conductas y otros procesos cognitivos como la comprensión, el aprendizaje y el razonamiento, así como también habilidades de cálculo aritmético o de resolución de problemas. ¡Vaya con el cerebro!

De acuerdo, tal vez he sido un poco técnica, pero creo que es importante explicar qué es la memoria de trabajo para que puedas comprender cómo afecta su pérdida a tu familiar. Debido al impacto en esta memoria la persona con demencia tiene dificultades para contar el dinero, unir la información que ha aparecido en una conversación, crear la lista de la compra, razonar las cantidades de alimentos de una receta o planificar en general. Una de las cosas que suelen ocurrir en estados leves y moderados es que la persona con demencia responde en una conversación con frases no relacionadas con el tema del que se está hablando, o bien que compra fruta para el triple de las personas que habitan en la casa. Eso es la memoria de trabajo.

Otro aspecto que la ciencia ha demostrado es el vínculo entre la memoria de trabajo y el aprendizaje, lo que nos permite entender la dificultad de la persona para desarrollar nuevos aprendizajes; por ejemplo, aprender a utilizar una lavadora nueva o cortar una manzana con un instrumento nuevo. La persona con demencia llegará a un punto en que no podrá adquirir nuevos aprendizajes motores y, si lo intentamos, lo más probable es que se frustre, con lo cual se acentuarán el aislamiento, la baja autoestima y los síntomas depresivos al ver que no puede llevar a cabo una actividad. Por lo tanto, la recomendación más sana es adaptarnos a sus capacidades y a lo que su memoria de trabajo permita, ya que las emociones también tienen su poder y merecen ser respetadas.

Memoria a largo plazo

Es la memoria que se constituye a raíz de todas nuestras experiencias vivenciales, conocimientos y saberes, que se van almacenando a lo largo de nuestra vida en una cajita del bosque cerebral con información significativa de nuestro pasado. Este tipo de memoria se divide en dos: la memoria declarativa o explícita y la memoria no declarativa o implícita (Ballesteros, 2012; Gazzaniga y otros, 2014). A continuación vamos a describirlas detalladamente:

- **Memoria declarativa o explícita**. El acceso a este tipo de memoria es consciente. En párrafos anteriores he mencionado que solemos referirnos a «la memoria» en vez de a «las memorias», ¿lo recuerdas? Pues bien, en términos cotidianos, cuando hablamos de «memoria» nos solemos referir a esta clase de memoria, obviando el resto de las tipologías mencionadas. Nos damos cuenta de que una persona con demencia tiene este tipo de memoria afectada cuando presenta dificultades para recordar experiencias que ha vivido, rostros, nombres, objetos, hechos, conceptos, etcétera.

    Dentro de esta clase de memoria tenemos la **memoria semántica**, que guarda la información relacionada con los conocimientos que hemos almacenado durante nuestra vida y el vocabulario, con lo cual es una información desligada del contexto. Por ejemplo, cuando le preguntamos a una persona con demencia cuál es la capital de China o qué es una lámpara y no consigue responder es porque la memoria semántica está afectada. En otras palabras, este tipo de memoria es la responsable de almacenar los conceptos, las ideas y los significados de las cosas.

Dentro de la memoria a largo plazo también se encuentra la **memoria episódica**, que tiene una naturaleza autobiográfica y nos ayuda a recordar los eventos, sucesos o episodios que hemos vivido en nuestra vida en una organización espaciotemporal. Es, por tanto, una memoria vulnerable al olvido. Es una especie de cronograma de nuestra vida en forma de memoria, y con el olvido se empieza a desorganizar parte de la información y a perderse otra. Es una de las memorias en que resulta más evidente la afectación en las demencias, ya que representa el olvido de episodios de nuestra vida (celebraciones, fallecimientos, vacaciones, nombres o domicilios).

Finalmente, la memoria a largo plazo también incluye la **memoria espacial**, que nos permite movernos en el espacio gracias a que registra la información del entorno y la orientación espacial, por lo que también resulta muy visiblemente afectada con la evolución de las demencias. Inicialmente la persona con demencia suele desorientarse más en entornos desconocidos, pero a medida que evoluciona la demencia la desorientación se muestra en contextos más conocidos e íntimos.

- **Memoria no declarativa o implícita.** Es el tipo de memoria del que no somos conscientes cuando la utilizamos, con la que recuperamos la información codificada previamente para conducir, escribir o montar en bicicleta. Sin embargo, el hecho de no ser conscientes de estar usándola no significa que no recordemos, ya que para escribir se debe activar el recuerdo de cómo hacerlo. Esta clase de memoria también es fundamental para aprender a hablar y a usar el lenguaje y permanece relativamente estable hasta la vejez. En el caso de las personas con demencia este tipo de memoria suele empezar a estar afectada en estadios más tardíos.

Dentro de la memoria no declarativa o implícita tenemos la **memoria procedimental**, que requiere un aprendizaje más lento y nos permite realizar acciones automatizadas y secuenciadas gracias a la adquisición de repertorios conductuales y destrezas con un alto contenido motor. Es el tipo de memoria que responde a cómo podemos hacer las cosas, lo que nos permite ver que la persona con demencia tiene afectada esta memoria cuando presenta dificultades para preparar un café, hacer la cama, pedalear en bicicleta, conducir o tocar un instrumento. Evidentemente, debemos tener en cuenta que dichas destrezas hayan sido adquiridas previamente a la aparición de la demencia, puesto que si la persona nunca ha conducido o tocado un instrumento es normal que ahora no lo haga, ya que su memoria procedimental no lo ha codificado nunca.

Asimismo, también incluye el *priming* de repetición. Esto significa que nuestras respuestas en una situación están influenciadas por cosas que hemos experimentado o vivido previamente. Esta capacidad nos permite actuar mejor con los estímulos repetidos que con los nuevos. En función de la fase evolutiva, y después de leer diversos estudios de Soledad Ballesteros[10] en mis años de práctica, podemos ver como la alteración en la atención selectiva de las personas con

---

10. Investigadora española y catedrática de Psicología en la Universidad Nacional de Educación a Distancia (UNED).

demencia dificulta que la persona pueda mejorar sus actuaciones a través de la repetición. Por eso, por mucho que le digamos a la persona que si repite algo conseguirá hacerlo, puede que no lo logre, ya que si la atención selectiva está alterada, muy probablemente el *priming* también.

La memoria implícita también incluye el **condicionamiento**, que nos ayuda a asociar dos estímulos. Para entender esta memoria vamos a recordar. Todos tenemos algún alimento o bebida que nos ha sentado mal o con el que hemos tenido una mala experiencia. Por ejemplo, en la zona donde vivo se comen caracoles y a mí me producen mucho asco. Iván Pávlov, que es la persona más relevante en el estudio del condicionamiento, demostró en uno de sus experimentos con perros como ellos asociaban el sonido de un metrónomo con la presentación de comida tras la exposición conjunta de ambas cosas, lo cual provocaba salivación al oír la campana, aunque la comida no estuviera presente para el perro. Te invito a que mires los vídeos. Pues bien, esta capacidad de asociación entre estímulos puede interrumpirse durante la evolución de la demencia, con lo que tu familiar podría dejar de asociar un estímulo con otro. No obstante, me gustaría expresar que he visto a personas en estados muy avanzados de demencia que siguen asociando el llanto de un bebé a la necesidad de alerta, el timbre a que hay alguien detrás de la puerta o hervir algo con el peligro de quemadura.

Hasta aquí el viaje por los diversos tipos de memorias. ¿Qué te ha parecido? Mientras escribía las palabras que acabas de leer pensaba en la importancia de entender las memorias, no sólo para comprender las demencias, sino también por nosotros mismos. Al fin y al cabo, todos las tenemos y no las conocemos lo suficiente. Ahora que las conoces, espero que te sirvan de guía para comprender más a la persona con demencia y utilizar mejor las herramientas para acompañarla. Como he comentado en páginas anteriores, es imposible aplicar las herramientas del cuidado si no entendemos qué le ocurre a la persona. Ahora, o al menos eso espero, entenderás mejor qué le ocurre a tu familiar.

Debo confesar que en alguna ocasión algún familiar me ha dicho: «Natalí, me siento culpable porque no me había dado cuenta de que él no podía recordar» o «Y yo que la he forzado tantas veces y en realidad ella no podía...». Si has pensado esto o algo similar, déjame decirte que es totalmente normal y humano que lo hayas hecho, pero te avanzo que tu mente te está martirizando, llenándote de una culpa que no te mereces, porque te comparas injustamente con la persona cuidadora que eras antes. En este punto quiero que te pares y leas las siguientes frases con mucha atención:

Antes no tenía la información que tengo ahora, así que voy a dejar de compararme con quien era antes porque es injusto para mí. Lo hice porque desconocía la enfermedad, nadie me la había explicado, y no me culpo por ello. Ahora tengo unas herramientas que antes no tenía y las aprovecharé, recordando que es un camino de aprendizaje continuo y que me equivocaré.

Mereces tratarte bien y aceptar tus errores como fuente de aprendizaje.

Recomendaciones para abordar la pérdida de las memorias

- Reflexiona sobre cuáles son las pérdidas de memoria que presenta tu familiar, con la finalidad de comprender lo que aún está preservado y lo que la persona ya no puede recordar. Si lo consideras oportuno o lo necesitas, habla con un profesional o una profesional de confianza para que te guíe.
- Pregúntate si has aceptado estas pérdidas, con el objetivo de comprender cómo estás viviendo este proceso. Este viaje de introspección te ayudará a entender cómo te relacionas con tu familiar, ya que frases como «Si te esfuerzas, te acordarás» o «¿No te acuerdas? Te lo acabo de decir» pueden indicar una dificultad para integrar la pérdida de memoria de tu ser querido. Reflexiona sobre ello.
- Si la persona intenta recordar algo y no puede, acompáñala con frases como «Te entiendo», «Estoy contigo», «A mí también se me olvidan cosas. ¿Lo intentamos recordar después?» y derívala a otra actividad o conversación. El objetivo es reducir la frustración o el enfado por intentar acordarse de algo que no puede recordar.
- Evita la pregunta «¿Te acuerdas de...?», porque le estarás fomentando la conciencia de sus olvidos, y en muchos casos sencillamente no puede recordar.
- Las preguntas sobre hechos recientes suelen generar frustración en la persona, ya que no recuerdan la información para poder responder. Por ejemplo, la pregunta «¿Qué has comido hoy?» no es recomendable, ya que, en la mayoría de los casos, la memoria ya no le permite recuperar lo que ha comido. Por lo tanto, sería aconsejable eliminar este tipo de preguntas y cambiarlas por un «Me alegro de verte» o un «¡Qué bien que se está al sol!» para intentar establecer una conversación sobre la actualidad sin forzar la memoria. Si en algún momento te dicen «A ti sí que te falla

la memoria», no te lo tomes como algo personal. Es muy probable que la persona se sienta atacada por alguna frase que has dicho y que reaccione así debido a su falta de conciencia de la enfermedad.

- Si pregunta por ti mirándote, recuerda que el olvido la lleva a confusión y es muy probable que te esté buscando con unos cuantos años menos. No es recomendable insistir en el reconocimiento, ya que eso sólo dificultará la situación.
- Si la persona muestra preocupación por saber dónde está un familiar fallecido, lo aconsejable es que le respondamos en relación con su emoción y no remarcando el fallecimiento que ha olvidado. Por ejemplo, puedes responder de esta forma: «Entiendo que te preocupes. Ella está bien. ¿Me ayudas con esto?», y le pides que te ayude en alguna actividad o bien la invitas a escuchar música.
- Modifica tus expectativas. Muchas familias siguen esperando que su familiar aún pueda participar en las conversaciones o recordar aquella paella que tan bien cocinaba. Seguir esperando estos momentos es abrirle las puertas de par en par a la frustración, la negación, la rabia, el enfado y la ira. ¡Vaya combo! Adapta las expectativas a lo que tu familiar aún recuerda y trabaja el dolor que sientes en el camino, ya que modificar las expectativas significa despedirte y adaptarte a una nueva realidad. Resistirte al cambio sólo incrementa el malestar.
- Debido a todo el proceso de pérdida de la memoria las personas con demencia se sienten más cómodas hablando del pasado, porque es lo que mejor recuerdan. Aprovéchalo para hablar de su historia mediante fotografías, música o escribiendo su propia vida. Si cambias el enfoque, puedes incluso tomarte la pérdida de memoria como una oportunidad para conocer mejor la historia de vida de tu familiar. Te aseguro que podrías descubrir cosas maravillosas.

Recomendaciones para abordar las preguntas repetitivas

- La persona pregunta de forma repetitiva porque su procesamiento de la memoria no le permite almacenar la respuesta que le hemos dado, motivo por el cual vuelve a preguntar eso que le preocupa. La persona lo preguntará las veces que considere adecuado, ya que se irá olvidando, y puede estar preguntando lo mismo durante un buen rato. Este tipo de situación genera una sobrecarga psíquica muy significativa en la persona cuidadora, con diversos momentos de irritabilidad y frustración. Entender el proceso y aceptar esos momentos es el primer paso.
- No te culpabilices tanto por esas veces que le dijiste «¡Es la décima vez que me lo preguntas!». No tenías las herramientas que ahora sí tienes y nadie te había explicado cómo acompañar mejor a tu familiar. Cabe destacar también que en esta sociedad la culpa tiende a nacer como las flores en primavera, cuando en realidad está cargada de mentiras creadas por el cerebro. No te machaques tanto y perdónate por esas veces que te martirizaste injustamente por cuidar a esa persona de una manera que no te gusta. Estás aprendiendo a cuidar, y el hecho de que ahora estés leyendo este libro habla mucho de tu valentía y tus ganas de cuidar mejor. ¡Enhorabuena por dar este paso! Dile a la culpa que eres una buena persona cuidadora, que los errores son humanos porque estás aprendiendo y que no te vas a creer todo lo que te dice.
- Recuerda que tu familiar no se acuerda de que lleva un rato preguntando lo mismo, de modo que cada respuesta que recibe es como si fuera la primera.
- Responde a tu familiar con frases cortas, sencillas y con un tono de voz suave e intenta que la persona ponga el foco de atención en otro tema.
- Si la persona es creyente, ponte a rezar con ella para que se distraiga de la pregunta repetitiva. Si no, puedes cantar una canción

para cambiar el enfoque de su mente. Busca una o dos canciones que sean importantes para la persona; así las tendrás como comodín para esos momentos.
- Responde a su emoción y no tanto a su pregunta. Es decir, si notas que a tu familiar le preocupa algo, pregúntale: «¿Estás preocupado?» y dile que estás ocupándote de todo y que puede estar tranquilo. Adapta tu frase a la emoción de tu familiar y explícaselo con un tono de voz adecuado y con contacto visual.
- Evita los enfados en tus respuestas.
- Intenta evitar las argumentaciones largas y explícale las cosas brevemente. Esta recomendación tiene un vínculo muy estrecho con el duelo, ya que muchas veces se les sigue hablando como antes debido a la dificultad del proceso de aceptación de la pérdida de memoria. Lo irás haciendo a tu ritmo; tomar conciencia del duelo y de la pérdida de memoria es el primer paso.
- Si la persona aún las comprende, se pueden utilizar las ayudas externas de la memoria mediante notas escritas o calendarios, si tienen relación con las preguntas frecuentes. Por ejemplo, si la persona pregunta constantemente «¿Qué haremos hoy?», se lo podemos escribir en el bloc de notas o en el calendario.

Todas las recomendaciones que he mencionado hasta ahora te ayudarán a encontrar esa calma y esa paciencia de la que tanto se habla. Recuerda que la paciencia no es aguantar, sino adaptarse con herramientas útiles. Ahora las tienes.

El lenguaje

El elemento básico de la comunicación es el lenguaje, y éste se ve afectado en los procesos evolutivos de las demencias.

Esta afectación se presenta en diferentes intensidades, según la evolución de la demencia en la persona, motivo por el cual vuelvo a recordar la importancia de entender que cada persona vive la demencia de manera única y en consonancia con su propio estado evolutivo.

La afectación en el lenguaje pone de manifiesto el cambio en la comunicación con la persona con demencia, que implica la necesidad de adaptación a la nueva manera de relacionarnos con ella. Esta adaptación se mezcla con el dolor que se siente al ver que la persona ya no puede expresar ni comprender las cosas como antes, y es una señal de aviso que indica que es necesario comprender sus dificultades para aprender a comunicarnos de otra manera con ella. Muchas familias se frustran y piensan que la comunicación con su familiar se ha acabado porque la persona ya no puede pronunciar ciertas palabras, pero eso es un error, ya que la comunicación también es la conducta y todo lo que la persona dice con una mirada, una caricia o un «ven aquí» con la mano. Si algo me han enseñado las personas con demencia es que la comunicación va mucho más allá de lo que nos podemos imaginar y que el cuerpo habla mucho más de lo que la boca puede verbalizar.

Dicho lo anterior, considero fundamental exponer que las personas cuidadoras suelen manifestar un alto grado de frustración, ansiedad y estrés debido a la interacción con su ser querido, ya que las limitaciones comunicativas e interaccionales que experimentan las personas con demencia dificultan la comprensión. No obstante, personalmente considero que gran parte de la frustración, la ansiedad y el estrés también se deben a la desinformación acerca de esta dificultad y de las demencias en términos generales, ya que no saber hace que la persona cuidadora no comprenda la realidad y se limite a pensar que ya no puede comunicarse con la persona con demencia. Ése es un error basado en la desinformación, porque en realidad la comunicación no se ha acabado; simplemente ha cambiado. Este cambio de comunicación requiere una adaptación a la nueva manera de transmitir los mensajes, con el objetivo de ver la realidad desde una perspectiva centrada en lo que aún se puede seguir compartiendo y viviendo con la persona.

Como se ha dicho anteriormente, uno de los síntomas más frecuentes en los inicios de las demencias es la expresión (conocida también como lenguaje expresivo) acompañada de una ligera anomia. La anomia es la dificultad que tiene la persona para encontrar las palabras, y suele tener más incidencia en los nombres que en los verbos. Inicialmente podemos ver como la persona quiere decir una palabra y no consigue expresarla, aunque nosotros vemos perfectamente que conoce el concepto de lo que quiere decir porque lo describe con gestos. Por ejemplo, para poder decir *mesa* la persona suele dar rodeos para describirla y hasta dibujar la forma con las manos, pero no es capaz de decir la palabra. La anomia supone una afectación en palabras concretas, pero a medida que evolucione la demencia veremos como la persona va perdiendo la capacidad para pronunciar las palabras, empezando por las que menos utiliza y avanzando hasta las más cotidianas. No obstante, el cerebro es tan maravilloso que, mientras la anomia hace de las suyas, crea las siguientes estrategias para compensar el déficit de manera temporal:

- **Palabras comodines**: son las que sirven de comodín cuando la persona no puede evocar una palabra, y se utilizan cada vez más a medida que evoluciona la enfermedad. Son términos como *eso, aquello, la cosa, esto* o *el trasto* para sustituir la palabra en cuestión.
- **Circunloquios**: se originan por la dificultad mnésica para encontrar la palabra, y en vez de decir *cuchillo*

pueden decir *eso para cortar*. Es decir, describen la palabra y dan rodeos para explicar lo que quieren decir.
- **Parafasias**: es la emisión de palabras diferentes de las que la persona pretendía pronunciar. Si notas que tu familiar sustituye una palabra por otra con un significado relacionado (por ejemplo, *cuchara* por *tenedor*) es que se trata de una parafasia semántica. Sin embargo, si percibes que tu familiar cambia o elimina fonemas de las palabras (por ejemplo, *tenedor* por *tecedor*), es una parafasia fonológica. En otras ocasiones la persona sustituye la palabra por una inventada, generando lo que se conoce como neologismo.

En este sentido, en la fase inicial de la demencia vemos como la afectación en el lenguaje no se aleja de las alteraciones en la memoria, ya que en la medida en que impacta en la memoria y otras funciones cognitivas también se muestra afectada la capacidad para comprender y expresar. De esta manera, vemos como la persona presenta problemas para seguir una conversación, ya que, por un lado, la memoria no le permite recordar lo que se ha hablado y, por otro, el lenguaje le impide comprender o expresarse. Asimismo, cabe destacar que la capacidad de trazar estrategias va menguando a medida que evoluciona la demencia, lo cual provoca que la persona vaya perdiendo la capacidad de recuperar las palabras.

Si bien en el inicio hemos visto que la persona tiene dificultades para decir la palabra, pero reconoce el concepto, en fases más intermedias observamos que tiene problemas para seleccionar el concepto de la palabra que quiere decir. Es decir, en las fases intermedias las estrategias van perdiendo la eficiencia que antes tenían, con lo que se produce el olvido de las palabras almacenadas en la memoria semántica, anteriormente mencionada. En esta etapa también vemos con más claridad como la persona se expresa con frases más pobres, con menos efectividad y elaboración, así como también una dificultad en la comprensión del exterior.

Puesto que la demencia sigue su evolución, la comunicación también recibe el impacto de las dificultades en la comprensión del exterior. En los inicios de la enfermedad podemos ver que la persona tiene problemas para comprender oraciones muy complejas y aspectos como, por ejemplo, el doble sentido de las cosas. Sin embargo, en la fase moderada o intermedia la dificultad en la comprensión ya no es tan sutil y las familias suelen referirse a esta dificultad en la expresión de la siguiente manera: «Le hablo con frases más cortas», «Creo que hay cosas que no entiende» o «Le pido cosas muy concretas». Estas frases demuestran que algo en la comprensión no funciona como antes, puesto que se trata de una alteración que nace de la afectación de los diversos tipos de memorias mencionados y de la capacidad atencional. A medida que estas afectaciones vayan aumentando la persona presentará más dificultad para comprender frases largas, complejas o preguntas abiertas, lo cual motivará la necesidad de adaptación de las personas que la acompañan. En etapas avanzadas de la demencia vemos que las habilidades lingüísticas se van mostrando cada vez más comprometidas, y suele presentarse ecolalia o repetición involuntaria de sonidos o palabras. En estas etapas más avanzadas también puede aparecer el mutismo.

Indiscutiblemente, y más allá de lo comprometida que esté la comunicación, las personas con demencia tienen la necesidad de comunicarse con su círculo y nosotros con ellas, ya que siguen siendo personas que sienten y que intercambian mensajes con su entorno. La adaptación a una nueva manera de comunicarse es un proceso de aceptación mediante el cual poco a poco se interioriza la realidad, lo cual nos hace entrar en el mundo de la persona con demencia. A veces cuesta adaptarse (y es normal) por cierta resistencia a aceptar la pérdida de las charlas de antes. No obstante, te invito a que reflexiones sobre estas pérdidas y que valores la oportunidad que sigues teniendo de compartir y generar nuevos recuerdos en esta nueva etapa de la vida, de modo que puedas vivirla de una manera más adecuada con las recomendaciones que te he preparado a continuación.

Recomendaciones para abordar la alteración del lenguaje

- Cuando hables con tu familiar observa y asegúrate de que está atento a lo que le estás diciendo. Emplea el contacto visual.
- Utiliza frases cortas y sencillas, ya que a medida que el déficit evoluciona la persona va perdiendo la capacidad para comprender frases largas y complejas.
- La velocidad de procesamiento también se muestra afectada y provoca que la persona hable de manera más pausada. Démosle tiempo para que pueda expresarse y no acabemos las frases por ella.
- Demuéstrale que lo que comparte contigo te importa y es valioso para ti. Recuerda que la persona hace un gran esfuerzo para expresar sus pensamientos.
- No hables excesivamente despacio ni con un tono de voz muy alto y procura vocalizar bien las palabras.
- Evita las preguntas abiertas y haz preguntas cerradas o con opciones. Por ejemplo, «¿Qué quieres de postre?» es una pregunta abierta que la persona tendrá dificultades para responder, porque le costará recordar qué hay de postre y la palabra en sí (eso es mucho para su cerebro). Es mejor que le preguntes con opcio-

nes («¿Quieres un yogur o una pera?») o con preguntas cerradas que la persona responderá con un «sí» o un «no» («¿Quieres un yogur?»).
- Las caricias, los gestos, las expresiones y la postura del cuerpo también son formas de comunicarte. A todos nos ha pasado que un abrazo nos ha dicho más que mil palabras o que un gesto con la mano en el hombro nos ha ayudado a sentirnos acompañados. Utilízalos como herramientas de comunicación y de expresión.
- Si es necesario, repite lo que has dicho. A veces la persona necesita escuchar más de una vez para comprender lo que le quieres decir. Puedes repetirlo con las mismas palabras y, si ves que no lo comprende, cambia la explicación por una más sencilla con el mismo tono de voz.
- Si le tienes que decir, por ejemplo, que se lave los dientes y se vista porque os tenéis que ir al médico, no se lo digas todo de golpe. Es importante que comuniques por partes, ya que si se lo dices todo junto es probable que en la mitad de la frase ya no te entienda. Las prisas no son sinónimo de llegar antes.
- Si la persona no encuentra la palabra, es importante evitar frases del tipo «no importa» o «hablamos de otra cosa», ya que afectan emocionalmente a la persona. Puedes brindarle pistas o claves para encontrar la palabra, o bien decirle «A mí tampoco me sale. ¡Hay que ver! En un rato seguro que nos saldrá» (es decir, usando el sentido del humor) y a continuación le propones una actividad («¿Me ayudas con esto?»).
- En caso de reuniones con más personas es recomendable que nos adaptemos a la etapa evolutiva de la enfermedad. Lo deseable es que la persona hable individualmente con alguien y evitar conversaciones cruzadas. En caso de estar con gente desconocida es importante que tenga a una persona al lado que le haga de guía y que le explique las cosas si se pierde en el discurso. En caso de que sean personas en estados más avanzados de demencia lo

- aconsejable es tener un espacio donde la persona pueda descansar si lo necesita después de tantos estímulos.
- Si no entiendes lo que dice, es importante que insistas con preguntas que pueda responder con un «sí» o un «no» y frases cortas. Si así tampoco consigues entender lo que quiere expresar, fíjate en el contexto para comprender qué necesita. Las demencias también implican mucha creatividad.
- La comunicación verbal no es la única manera que tenemos de comunicarnos. La persona sigue teniendo la necesidad de comunicarse con el exterior, si bien es una expresión basada en gestos, miradas, sonidos o posturas que hablan del mensaje que quiere transmitir. Utiliza también estas formas de comunicación como una vía para acercarte a la persona.
- Ten en cuenta que la alteración lingüística irá evolucionando, y también tu adaptación a ésta. Mantente siempre informado de la evolución y las herramientas más útiles para cada situación.
- Por último, la comunicación también debe ser bonita para ti. Háblate de forma bonita y permítete decirte que lo estás haciendo lo mejor que puedes con las herramientas que tienes.

La desorientación

La desorientación en la evolución de la demencia se suele asociar a cuando la persona se pierde en un sitio o se desorienta en el tiempo, pero la realidad es que es mucho más que eso. Para entender mejor la desorientación en las demencias es necesario empezar por las tres esferas de orientación que nos permiten entender qué es lo que le pasa a una persona con demencia.

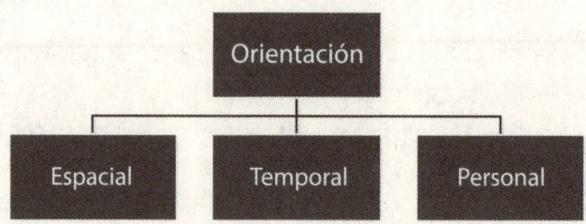

La **orientación espacial** es la que nos permite ubicarnos para saber dónde estamos y adónde queremos ir, dar indicaciones de un lugar, reconocer lugares del mundo u orientarnos en nuestro propio hogar. También nos permite ubicarnos en el mapa, pero con tanta tecnología creo que estamos perdiendo la capacidad de orientarnos solos.

La **orientación temporal** es la que nos brinda la información que nos conecta con el día a día de nuestra vida. Nos informa del paso del tiempo; de lo que significan una hora o un día; del día, el mes, el año, la estación, la hora y el momento del día en el que estamos (mañana o tarde). Gracias a esta orientación podemos presentarnos para tomar un café con un amigo a la hora a la que hemos quedado y tenemos la noción de que han pasado diez minutos. Fabuloso, ¿verdad?

La **orientación personal** es la que nos permite conectar toda la información de nuestra historia de vida con el presente, lo cual crea nuestra propia identidad. Es la orientación que nos permite saber nuestro nombre, cuándo y dónde nacimos, reconocer a nuestra familia y amigos, saber cuál es nuestra profesión y recordar detalles de nuestra biografía.

Ahora que ya conocemos las tres capacidades que nos ayudan a orientarnos en la vida, pasaremos a ver el impacto que tienen las demencias en estas tres esferas. Antes de entrar en los detalles quiero que sepas que la desorientación temporal suele ser la primera en presentarse, seguida de la espacial y la personal en etapas más avanzadas. No obstante, ésta es la norma, pero eso no significa que siempre sea así. Recuerda que «existen tantos tipos de demencias como personas diagnosticadas de demencias». Estas palabras nos permiten entender que cada persona manifestará la desorientación de una forma distinta y tendrá su propia manera de vivir la demencia. Habrá personas en las que la desorientación personal se presentará antes de lo previsto o que mostrarán desorientación espacial después, ya sea por el tipo de demencia que sufren, porque su bosque neuronal ha decidido que así sea por la reserva cognitiva que tienen, o vete a saber por qué motivo que el cuerpo esconde. Lo que sí sabemos es que inevitablemente irán apareciendo las desorientaciones en las tres esferas, que te explico detalladamente a continuación:

- **Desorientación espacial**. Es la pérdida de la capacidad que tiene la persona para orientarse en espacios conocidos o desconocidos, lo cual provoca que tenga dificultades para reconocer lugares, explicar cómo llegar a un sitio u orientarse para ir a un sitio familiar. Esta desorientación suele ser una de las primeras alteraciones que percibe la familia, que expresa que su familiar ha tenido dificultades para volver a su hogar o que se ha desorientado en un entorno conocido. Si notas que tu familiar se desorienta y confunde, pero luego vuelve a encontrar la manera de orientarse, quiero que sepas que es normal. Suele ocurrir que las personas con demencia tengan desorientaciones momentáneas en estados iniciales, lo cual es una muestra de que el bosque neuronal sigue haciendo sus conexiones. No obstante, este tipo de capacidad se muestra cada vez más afectada a medida que evoluciona el deterioro cognitivo. En este sentido, cabe destacar que la agnosia visual[11] también tiene su influencia en la desorientación espacial, y es un factor que dificulta que la persona pueda integrar el espacio donde convive.

- **Desorientación temporal.** En etapas iniciales de la demencia la persona presenta dificultades para saber la fecha (día, mes y año) en la que está, pero a medida que avanza el deterioro va presentando más problemas para orientarse en la estación temporal del año o en el momento del día en el que se encuentra. Las desorientaciones en lo que se refiere a los años serán cada vez más evidentes, ya que a medida que evoluciona la desorientación suelen pensar que viven en años más lejanos que el actual. Por ejemplo, hace unas semanas una señora me dijo que estábamos en el año 1948 con una tranquilidad absoluta, mientras que sí sabía que era jueves porque se celebraba el mercado semanal en el pueblo. Otro rasgo de esta desorientación es que las personas muestran un deterioro de la percepción del tiempo, con lo que la noción de lo que significan treinta minutos o dos horas es muy distinta a la nuestra. Por este motivo suelen mostrar impaciencia y nerviosismo cuando les decimos que dentro de unas horas vendrá alguien, ya que perciben esas horas con una perspectiva distinta.

- **Desorientación personal.** Me cuesta encontrar las palabras para decirte que entiendo tu miedo a esta desorientación y comprendo lo que sientes. Es la clase de desorientación que suele aparecer después de las dos anteriores y pone de manifiesto la dificultad de la persona para reconocer su propia biografía y su iden-

---

11. Alteración en la capacidad de reconocer objetos con la vista, en ausencia de pérdida de agudeza visual. Afecta al reconocimiento de las características del entorno.

tidad, lo cual genera un impacto emocional en sus seres queridos. En esta desorientación la persona muestra dificultades para recordar su edad, su fecha de nacimiento, su domicilio, detalles de su profesión o recuerdos importantes de su vida. En cuanto al domicilio, puede ocurrir que la persona se refiera a la casa de su infancia o adolescencia; una confusión derivada de la desorientación y la pérdida de memoria. Asimismo, esta desorientación dificulta el recuerdo de los nombres o el parentesco de seres queridos, por lo que se convierte en uno de los momentos más difíciles de afrontar para la familia. A veces ocurre que quien sufre la demencia está recordando a la persona con treinta años menos. Esto le genera una confusión, porque busca a una persona acorde con la imagen que recuerda, y por eso pregunta: «¿Dónde está María?». Resulta que está hablando con María, pero busca a la María de ocho años, no a la de treinta y ocho.

Quiero decirte que yo también he pasado por este momento y conozco el nudo que se te hace en el pecho, pero también sé que la persona te sigue conociendo desde el cariño y la respuesta de familiaridad. Lo que quiero compartir contigo es que si tu familiar ya no te llama por tu nombre no significa que vuestra conexión se haya acabado: por mi propia experiencia, y por lo que he vivido en las residencias o en los hogares, quienes padecen demencia siguen teniendo la capacidad de distinguir a las personas desconocidas de las que son importantes en su vida. Más allá de las dificultades que tengan para saber quién eres, siguen mostrando gratitud por vuestra conexión y reciben la señal de bienestar por sentirse en familia. ¿Sabes qué es eso? Eso es amor y conexión de corazones. Es la viva imagen y el ejemplo de que reconocen la unión que nunca os separará.

Recomendaciones para abordar la desorientación

- En casos de desorientación personal es recomendable confeccionar un listado musical con las canciones más significativas de la historia de vida de la persona con demencia. Es importante que las canciones tengan una relación con la vida de tu familiar, ya que, por mucho que en su época existiera una cierta tendencia musical, tal vez no le gustaba especialmente. Te recomiendo que le preguntes al círculo más cercano, y, si no es posible por algún motivo, prueba con diversos temas y observa cómo reacciona.
- También es recomendable crear un espacio o una caja con los recuerdos de la persona, en el que se pueden incluir artículos significativos, alguna fotografía o cualquier cosa que tenga un valor sentimental para ella. Esta herramienta la ayudará a estimular la conexión con su identidad y, aunque tal vez no pueda expresar ciertos pensamientos o se confunda, esta estrategia contribuye a mantener el vínculo con su historia de vida.
- En el caso de que la persona te confunda, no recuerde tu nombre, te pregunte por su hija cuando tú eres su hija o exprese otro tipo de desorientación relacionada con este tema, recuerda evitar cualquier tipo de enfrentamiento y no entres en una discusión. La persona no tiene ninguna intención de llamarte de otra manera ni tampoco es un acto personal contra ti; simplemente su desorientación la ha llevado a otro momento de su vida que le ha generado esta confusión. Por lo tanto, reconoce la pérdida, valida tus emociones, recuerda que tu familiar no ha dejado de sentir amor por ti y respóndele en función de la emoción que expresa. Si necesitas alejarte y llorar, hazlo y no reprimas lo que te duele. Yo también lo necesité en su momento.
- Dentro de lo posible, evita que tu familiar se desplace a diversos domicilios, ya que eso propicia la desorientación y afecta

a su rutina. Es recomendable que las visitas vengan al domicilio.
- Es recomendable que las personas con desorientación espacial que siguen siendo autónomas en su entorno lleven alguna identificación con sus datos personales y su dirección. Asimismo, también se aconseja que se utilicen sistemas de geolocalización y que los vecinos estén informados de esta realidad, con el fin de que puedan localizarte si ven a tu familiar desorientado.
- En caso de desorientaciones dentro del hogar es recomendable indicar con etiquetas distintivas lo que hay en esa estancia. Por ejemplo, se pueden poner etiquetas en los armarios para señalar que dentro están los platos, o en la puerta del baño. Se aconseja que las etiquetas sean sencillas y sin detalles infantiles.
- Es fundamental asegurar una buena iluminación en el hogar y mantener un entorno ordenado y sencillo para disminuir la confusión, ya que una gran cantidad de estímulos confunde aún más a la persona.
- En relación con la desorientación temporal, es recomendable decirle a la persona cosas como «Es hora de desayunar» en vez de «Son las ocho de la mañana», ya que debemos adaptarnos a su manera de comprender el tiempo.
- En etapas iniciales es conveniente que la persona tenga un calendario grande en el que se vayan tachando los días que van acabando, con la finalidad de ayudarla a orientarse en el tiempo. En dicho calendario se pueden apuntar las visitas o los cumpleaños, entre otros datos.
- Cuando la persona pierda la capacidad de comprender el reloj analógico es importante que tenga uno digital y que éste se coloque en un lugar estratégico para que lo vea. Se recomienda que este reloj esté configurado en formato de doce horas, ya que la

- persona podría presentar dificultades para comprender que las 14.00 horas son las dos de la tarde.
- Cuando la desorientación temporal sea más evidente es importante no decirle a la persona que su orientación es incorrecta. Recuerdo a una señora que siempre corregía a su marido cuando él no recordaba la fecha, diciéndole «¿Cómo puede ser que no te acuerdes?», y cada día le decía «Hoy es...», añadiendo el día para que él lo pudiera recordar. Un día hablé con ella para explicarle por qué su marido no podía recordar la fecha y la importancia de ponernos en su mente para acompañarlo en este proceso. Ella me contestó llorando: «Es que yo quiero que se acuerde porque me duele verlo así». Comparto contigo esta historia porque es el claro ejemplo de que corregirlos y recordarles su desorientación no es un buen método, ya que la persona seguirá sin recordar la fecha, su bienestar emocional se verá afectado y la persona cuidadora se irritará y enfadará cada vez más. Lo que te acabo de contar es un claro ejemplo de negación y evitación de la pérdida.
- La rutina es una gran aliada para que la desorientación no sea tan impactante. Por este motivo se recomienda mantener una rutina que proporcione orden y estructura al día a día de la persona.
- En la desorientación temporal puedes utilizar frases como las siguientes: «Se nota que es domingo porque hay menos tráfico», «Hoy es martes, día de mercado», «Ya es mediodía, vamos a comer». Son frases que indirectamente orientan a la persona en el día y en el momento del día.

Apatía

Muchas familias explican que su familiar no quiere hacer nada, que está muchas horas en el sillón y que es difícil encontrar alguna actividad adecuada para que pueda tener una ocupación. Esta descripción se conoce como apatía y es uno de los síntomas conductuales más frecuentes en la enfermedad de Alzheimer. Todavía se sigue investigando el porqué de esa sintomatología, pero lo que sí sabemos es que la apatía es una estrategia que utiliza el cuerpo para evitar las actividades que el deterioro ya no le permite llevar a cabo.

Para entender mejor este síntoma en la persona con demencia te invito a que pienses en una actividad que sea muy difícil para ti. ¿Tienes esa actividad muy confusa y complicada en mente? Bien. Ahora imagínate por un momento que te pones a hacer esa tarea tan difícil y que no tienes capacidad intelectual para llevarla a cabo, lo cual provoca que no comprendas los pasos que debes seguir. Se crea como una especie de nube que no te permite comprender la realidad y te empiezas a alejar poco a poco de ella, porque ves que no puedes hacerlo. En ese momento la confusión aumenta y ¿sabes qué hace la mente? Se retira, se va a un lugar más cómodo donde los estímulos no vengan a confundir al bosque neuronal. Eso es lo que les ocurre a las personas con demencia que tienen apatía: se retiran como estrategia para no afrontar los momentos en que no pueden desempeñar tareas cotidianas o seguir una conversación que no comprenden. Esto es normal en las demencias, ocurre mucho más de lo que nos podemos llegar a imaginar y genera un lugar de confort para la persona que no es precisamente cómodo para ella.

Recomendaciones para abordar la apatía

- Es importante que la persona esté implicada en las actividades que le gustaban antes de estar apática, pero teniendo en cuenta las capacidades cognitivas que tiene preservadas en este mo-

mento. Por ejemplo, si anteriormente disfrutaba cuidando de las plantas y actualmente ya no lo hace, no podemos esperar que lo haga por su cuenta, porque la apatía se lo impide. Por este motivo debemos acompañar a la persona para que lleve a cabo esa actividad, llenando la regadera de agua, acompañándola hasta las plantas y orientándola. Recuerdo a una señora a la que le encantaban las plantas, pero su apatía provocaba que estuviera la mayor parte del día sentada y sin hacer nada. El tratamiento psicológico fue que volviera a regar las plantas, así que le pedí que me acompañase a llenar de agua la regadera y ella regaba las plantas mientras me explicaba los nombres y las características de éstas o hablábamos del tiempo. En este caso he citado las plantas, pero puede ser cualquier actividad significativa para la persona, que debe ser adaptada si la evolución de la demencia lo permite.
- Teniendo en cuenta las alteraciones cognitivas de la persona, es importante ponernos en su lugar y acercarnos con frases simples, cercanas y fraccionando lo que le estamos pidiendo. Por ejemplo, si queremos que riegue las plantas no es recomendable decirle «Riega las plantas», porque no es una frase motivadora, o «Aquí tienes la regadera. Llénala de agua y riega las plantas», porque es una frase demasiado larga para que la pueda comprender y tampoco lo hará. Sin embargo, si le decimos «¿Me acompañas a regar?» o «Necesito tu ayuda con las flores» la persona reaccionará diferente, porque son frases sencillas y más cercanas. Una vez delante de la planta se le puede pedir más ayuda.
- No se recomienda insistir. Es cierto que las actividades cognitivas son beneficiosas para estimular a la persona, pero si ya no puede hacer una sopa de letras, ¿por qué insistirle? Si la presionamos es probable que se agite, con lo cual pasará de la apatía al desasosiego y la estimulación se convertirá en algo perjudicial. Por lo tanto, esta recomendación pasa por aceptar que la persona ya no puede hacer lo que hacía antes, pero sí que puede llevar a cabo

> otras actividades sencillas para otras personas, pero de gran valor para ella. Por ejemplo, si la sopa de letras compleja ya no es un estímulo beneficioso, tal vez la persona puede hacer una sopa de letras más sencilla u otras actividades que hagan que aumente su sentimiento de utilidad en el hogar, como doblar trapos u ordenar un cajón.

Delirios y alucinaciones

Antes de detallar la diferencia entre los delirios y las alucinaciones quiero que sepas que he visto personas que vivían estos momentos con alegría y buscando compartir la felicidad que estaban experimentando. Recuerdo a una señora que estuvo semanas diciendo que Alejandro Sanz estaba enamorado de ella y que estaba viviendo con entusiasmo ese amor, todo eso mientras miraba un póster de él. Evidentemente, por si quedan dudas, aclaro que Alejandro Sanz nunca había hablado con ella. En ese momento las personas de su alrededor vivimos esa falsa creencia como un motivo de alegría, permitiendo de este modo que su entusiasmo también llegase a nuestra vida, ya que verla sonreír era una experiencia maravillosa. Sin embargo, también he visto personas que han vivido los delirios o las alucinaciones desde la angustia, creyendo que les están robando y con percepciones erróneas que las han llevado a la agresividad. Los delirios y las alucinaciones son así de variables en las demencias, y sólo podemos comprenderlos si viajamos hacia el interior de las personas que los viven. Estas personas no están locas por vivir estas psicosis; simplemente son seres humanos con una enfermedad que los lleva a experimentar estos momentos, que pueden vivirse desde la alegría o desde la angustia, en que es la propia demencia la que escoge con qué quiere divagar.

En primer lugar, quiero compartir contigo que los delirios y las alucinaciones no son lo mismo. Puede existir una alucinación con un perfil más delirante, pero son cosas distintas. Este punto es fundamental, ya que nos permite adentrarnos un poquito más en la realidad que la persona está viviendo. Los delirios son falsas creencias o ideas que la persona vive como la única realidad, y mantiene la veracidad de sus pensamientos frente a cualquier intento de evidencia contraria. Te avanzo que cualquier tentativa de hacerle cambiar de opinión no servirá. Los delirios son ideas o creencias con múltiples temáticas, como pueden ser falsos recuerdos, ideas de persecución, de robo, de abandono, falsas identificaciones de imágenes o personas o confabulaciones.

Sin embargo, las alucinaciones se basan en los sentidos, ya que la persona puede ver, oler, oír o sentir estímulos que no son reales en nuestra vida, pero sí en la suya. La alucinación más frecuente es la visual; diversas familias me han explicado que sus familiares ven niños o insectos, entre otras cosas. Una vez más, pueden vivirse de diversas maneras, ya que he visto personas que disfrutaban cuidando de los niños que veían en su alucinación, mientras que otras lo vivían desde la angustia. Por este motivo tanto en el delirio como en la alucinación es fundamental valorar la magnitud de esta psicosis y observar cómo afecta a la persona con demencia, y si la angustia es importante es fundamental consultarlo con el médico.

En resumen, se puede decir que el delirio se basa en pensamientos y la alucinación en los sentidos, que forman parte de la vida de la persona y que somos nosotros quienes debemos adaptarnos a ellos, no la alucinación o el delirio a nosotros.

Entiendo que hay momentos realmente difíciles de gestionar y en los que muchas familias ponen en duda la alucinación, ya que en más de una ocasión los familiares me han preguntado: «Natalí, ¿y si realmente hay niños? Eso me asusta». No puedo responder a eso, pero sí que considero importante compartirlo para normalizar tus pensamientos y alejar un poco más el estigma. Es normal que pongas en duda todo, porque es un camino tan complicado que te planteas todas las opciones. No te preocupes: no estás loca o loco por pensarlo. En relación con los niños, una cuidadora me explicó que su madre se preocupaba por los niños que veía en diversos momentos del día y que tenía una relación sana con la alucinación, ya que decía: «¿Has visto a los niños? Están tranquilos allí. Yo los cuido, no te preocupes» o «¿Tendrán hambre?». Es extraño, pero sumamente normal en las demencias.

No obstante, también he visto momentos muy limitantes en los que la persona vive en un delirio constante de robo, lo cual provoca que baje las persianas durante el día, deambule por la casa guardando continuamente diversos objetos, llorando cuando no encuentra algo y viviendo la angustia de que le sustraen las cosas que más aprecia.

Para que entiendas mejor estos momentos a continuación te explico detalladamente los delirios y las alucinaciones que puede experimentar tu ser querido.

Tipos de delirios más frecuentes en las demencias

- **Delirios por robo**: la persona cree que un familiar o alguien desconocido le está robando u ocultando alguna pertenencia. Es un delirio que suele originarse cuando guardan sus objetos y luego no los encuentran porque no se acuerdan de dónde los han guardado, lo cual dispara el pensamiento de que otra persona les ha robado.

- **Delirios relacionados con el hogar**: con frecuencia muchas familias me explican que su familiar pide ir a su casa cuando ya está en su casa actual. Este tipo de delirio nace de la confusión y el olvido de que vive allí, lo que hace más fuerte el recuerdo de la casa de la infancia o juventud. Por lo tanto, en ese momento la persona está pidiendo ir a la casa de su infancia.
- **Delirios con la pareja**: puede pasar que la persona presente delirios de infidelidad en los que cree que su cónyuge está con otra persona. No obstante, también puede ocurrir que la persona con demencia no reconozca a su cónyuge porque lo recuerda tal como era hace treinta años y no lo reconoce en la actualidad, o bien recuerda a otra pareja que tuvo anteriormente. En este sentido, me acuerdo de un caso en el que un señor le presentó a su nueva novia a su esposa. Sí, lo has leído bien. Este señor olvidó que tenía una esposa y conoció a una señora (ambos con demencia) y se hicieron pareja. Éste fue un momento muy delicado que su esposa tuvo que aceptar y trabajar para poder afrontarlo y, sinceramente, lo hizo de maravilla. Cosas de las demencias.

Tipos de alucinaciones más frecuentes en las demencias

- **Alucinaciones visuales**: pueden ver niños, animales u objetos.
- **Alucinaciones auditivas**: pueden oír conversaciones o sonidos muy variados.
- **Alucinaciones olfativas**: cada vez que menciono este tipo de alucinaciones recuerdo el caso de una familia en concreto. Antes de conocer el diagnóstico la señora con demencia decía continuamente que todo su apar-

tamento olía a paella, a lo que su familia respondía que ellos no olían nada. Al final, y después de insistir mucho, cambiaron todas las ventanas porque pensaban que el olor a paella venía de los restaurantes. Nunca hubo ningún olor de los restaurantes; era la propia demencia, tal como descubrieron meses después. Este tipo de alucinación olfativa puede abarcar diversos olores.

- **Alucinaciones gustativas**: la persona percibe sabores que en realidad no existen. Es una alucinación que puede confundirse muy fácilmente con la olfativa, pero también puede darse en personas con demencia.
- **Alucinaciones táctiles**: se manifiestan cuando la persona nota que alguien o algo la ha tocado, o cuando percibe insectos que le corren por el brazo. Si ocurre esto último, es recomendable consultarlo con el médico lo antes posible.
- **Alucinaciones por la televisión**: la persona ve que las personas que aparecen en la televisión salen de la pantalla o piensa que forman parte de la realidad. He visto casos de personas que han dicho cosas como «Prepara la mesa, que toda esa gente viene a comer», señalando la televisión, o «Apártate, que vienen caminando hacia aquí».

Al detallar los tipos de delirios y alucinaciones pienso que no me extraña que la persona cuidadora acabe creyendo que también vive en una psicosis continua, ya que el hecho de vivir rodeada de falsas creencias o alucinaciones constantes requiere un esfuerzo que puede agotar. Déjame decirte que es normal pensarlo, pero no sufres una psicosis simplemente por cuidar a una persona con demencia. Lo aclaro porque muchas familias me lo han dicho, entre risas y vergüenza.

Recomendaciones para abordar las alucinaciones o los delirios

- La primera recomendación, que considero fundamental, es que la familia acepte que la vivencia de la persona es igual de real para ella que todo lo que vivimos el resto de los seres humanos. Sé que nosotros tenemos evidencia de que lo que están viviendo no es real, pero ¿qué más da? Ellos lo viven como su única realidad, que forma parte de su vida y es realmente importante para ellos, de modo que aceptar que lo que experimentan es igual de real para ellos que el aire que respiramos es esencial.
- Si te dijera que este libro no existe y que todo es un invento de tu mente, ¿qué pensarías? Lo mismo ocurre cuando contradecimos a la persona que vive la alucinación o el delirio, ya que para ella es tan real como el libro que tienes entre las manos.
- La alucinación o el delirio no tiene por qué significar un estado de alarma o de urgencia, aunque es normal que la familia lo viva de esta manera. Es recomendable conservar la calma ante estas situaciones, ya que puede ser que la persona lo esté viviendo tranquilamente o bien que nuestra urgencia la altere aún más, lo cual provocará que la situación sea aún más compleja.
- Mientras el momento de la alucinación o el delirio no suponga un peligro para la vida de la persona o del entorno, es fundamental acompañarla desde la cotidianeidad y pedir una visita médica si se considera necesario.
- Es aconsejable no negarle la realidad a la persona con frases como las siguientes: «¿No ves que no es verdad?», «Eso no existe» o «Déjate de tonterías». No obstante, tampoco debemos retroalimentar su realidad confirmando lo que ven. Por ejemplo, se le pueden decir a la persona cosas como «Te entiendo», «Te comprendo», «Es normal que estés así; yo te ayudo». Si analizamos la frase, no le estamos negando la realidad, porque le decimos que

la entendemos, pero tampoco estamos confirmando el delirio. Posteriormente, es importante redirigir el tema hacia otro ámbito, con frases como, por ejemplo, «Te ayudaré a buscarlas, pero antes me gustaría que me ayudaras con...». Puedes invitarla a que te ayude con alguna actividad, como doblar ropa o pelar patatas, entre otras tareas manuales.
- No es conveniente entrar en enfrentamientos ni discusiones con la persona con demencia, ya que a veces pregunta si nosotros hemos visto, oído o pensado lo mismo que ella. En este sentido, es importante que le digamos que entendemos lo que ha vivido y posteriormente intentemos cambiar de situación y, si se considera adecuado, incluso cambiemos de lugar dentro del hogar.
- En casos de alucinaciones con la televisión es importante reducir su consumo y limitar ciertos programas ruidosos, o películas o series que propicien la agitación.
- Las actividades familiares más útiles para redirigir a la persona son las fotografías, la música, el ejercicio, las tareas del hogar o algún juego.
- Se recomienda retirar los espejos y las superficies brillantes del hogar, porque pueden incitar a confusiones y posibles alucinaciones o delirios, con excepción de los objetos esenciales como el espejo del baño.

Depresión

Según el informe de la Sociedad Española de Neurología (2022), la depresión es el segundo síntoma neuropsiquiátrico más frecuente en la enfermedad de Alzheimer y afecta hasta al 50 por ciento de las personas diagnosticadas. No obstante, la prevalencia de depresión en la demencia vascular es del 40-50 por ciento, del 40 por ciento en la demencia frontotemporal y hasta de un 50 por ciento en las personas diagnosticadas de demencia con cuerpos de Lewy. Estos datos nos permiten entender la importancia de este síntoma en el desarrollo de la demencia, que es el más habitual tras la apatía.

Si bien es cierto que no siempre es fácil detectar una depresión en personas con demencia, sí que es importante que las personas cuidadoras conozcan cuáles son las conductas que pueden insinuar una depresión para una valoración médica posterior. Por eso comparto contigo a continuación los siguientes síntomas, que pueden indicar que existe una depresión y que, si se perciben, deben ser valorados por un médico:

- Aislamiento social en la interacción con otras personas o en actividades habituales.
- Presencia de una apatía significativa.
- Estado significativamente desanimado.
- Mayor irritabilidad de la que se presenta habitualmente.
- Dificultades para dormir, tanto por un exceso como por una disminución de las horas de sueño.
- Expresión de inutilidad, culpa o desesperanza en las actividades cotidianas, que pueden unirse a la pérdida de energía.
- Cambios en el apetito que no pueden justificarse por otro motivo.
- Estado de tristeza y desánimo permanente.

Recomendaciones para abordar los síntomas depresivos

- Evita decirle a la persona frases como las siguientes: «No es para tanto», «Anímate», «Déjate de tonterías», «No estés así» o «Estás así porque no haces nada». Este tipo de frases no van a cambiar el estado de ánimo de la persona ni tampoco van a generar un cambio de actitud hacia su entorno, sino que más bien invalidan lo que siente la persona y promueven la frustración y el aumento de los síntomas depresivos.
- Es fundamental promover las relaciones sociales mediante grupos pequeños, con situaciones como una cena o un café con un amigo íntimo. En los casos de personas que se sientan confundidas con grupos grandes es recomendable que se establezcan relaciones sociales con dos o tres personas como máximo.
- Si la persona se encuentra en un estado inicial de la enfermedad, es recomendable que inicie un acompañamiento psicoterapéutico individual o grupal con otras personas que estén en la misma situación. En este caso es fundamental asegurarse de que el/la terapeuta tenga formación en el ámbito de las demencias.
- Se recomienda mantener la rutina en el hogar y que la persona pueda desempeñar tareas en su vida diaria, que deben ser ocupaciones adaptadas a las capacidades preservadas. Es fundamental no forzar a la persona y ofrecerle actividades placenteras, con el objetivo de que se sienta útil y de que tenga una ocupación.
- Si la persona está expresando lo que siente, no la interrumpamos. Dejemos espacio para que pueda formular sus emociones y validemos todo lo que comparte con nosotros sin intentar que cambie su discurso. Respetemos con amor, como nos gustaría que nos acompañaran a nosotros. Ellos también se lo merecen.
- Es importante mantener un refuerzo verbal positivo y agradecerle sus actos.

- Es crucial mantener la independencia de la persona según su estado evolutivo, ya que el hecho de permitirle hacer lo que aún puede hacer contribuye a mejorar su autoestima.
- Si la persona con demencia es religiosa, el culto religioso puede generarle una mayor seguridad.
- Dentro de lo posible, es importante que la persona haga ejercicio físico y que éste forme parte de su rutina.
- Nunca hables de la persona ni de su estado en su presencia, ya que eso puede provocar que se aísle más aún.
- Evita la infantilización durante todo el proceso y no sobreprotejas a la persona. Dale espacio y recuerda que es una persona adulta.
- No te olvides del sentido del humor.

Irritabilidad

Para entender la irritabilidad es importante viajar a esos momentos en que nosotros mismos la hemos vivido, aunque sea de manera puntual. Hablo de esas situaciones en que hemos reaccionado de manera desproporcionada ante algo. Es una reacción que cuesta entender porque suele aparecer de manera inesperada. ¿Te ha venido algún recuerdo? Pues justamente eso es lo que les pasa también a las personas con demencia, y es un síntoma conductual común en la enfermedad de Alzheimer.

Cuando se presenta la irritabilidad puede ir acompañada de agresividad o de momentos de agitación, episodios que comparten muchas personas cuidadoras. Para poder acompañar a la persona y rebajar la irritabilidad debemos hacer una especie de investigación y llegar hasta el fondo de lo que le genera irritabilidad. Cuando nosotros hemos vivido momentos de irritabilidad había un estímulo vinculado con nuestro estado, ¿verdad? Pues ahora tenemos que investigar cuál es el estímulo que le provoca la irritabilidad a nuestro ser querido. Por ejemplo, puede ser que el estímulo sea interno (hambre, cansancio, frío o calor, dolor físico en alguna parte del cuerpo...) o externo (ambientes muy ruidosos, momentos en que les llevamos la contraria, cambio de rutinas, multitudes...).

Me gustaría subrayar que en muchas ocasiones la irritabilidad nace porque la persona se siente frustrada por su dificultad o incapacidad para recordar, comunicarse o sentirse comprendida, lo cual supone un momento doloroso e incómodo para la familia y para la persona afectada. Por lo tanto, identificar el porqué es la base para empezar a comprender mejor a la persona, y así poder mitigar este síntoma.

Recomendaciones para abordar la irritabilidad

- Identifica lo que le genera irritabilidad a la persona con demencia para intentar disminuir o eliminar el estímulo. Por ejemplo, si la televisión la irrita, la apagamos; si un centro comercial la irrita, dejaremos de llevarla, y si la causa es interna, puede ser que sea necesaria una recomendación médica.
- En casos de tensión, para poder ayudar a la persona con demencia es fundamental que le brindemos espacio para que no se sienta atacada y que intentemos distraerla hacia otra actividad que sea significativa para ella. A veces simplemente necesitará silencio y soledad.
- Utiliza el contacto visual y un tono de voz suave cuando le hables.
- No entres en discusiones ni le lleves la contraria, ya que con eso sólo conseguirás que aumente la irritabilidad. Recuerda que la

persona presenta dificultades para comprender el discurso y que su realidad es la única válida en ese momento.
- Busca entornos tranquilos y sin muchos estímulos simultáneos.
- Asegúrate de que la persona se sienta cómoda con su ropa, ya que a veces la irritabilidad se origina en la incomodidad o en la no correspondencia de la temperatura y la ropa.
- Es importante mantener una rutina alimentaria.
- Te voy a decir algo que sé perfectamente que no te va a gustar, porque lo hemos entendido muy mal: ten paciencia. La paciencia no es aguantarse, es adaptarse a la situación. En estos momentos las personas cuidadoras tienen una ventana de tolerancia muy pequeñita, y por eso es tan importante que apliques técnicas de relajación y que te repitas que el hecho de respetar el tiempo de la persona con demencia es clave para el proceso.
- Recuerda tus momentos de irritabilidad y qué necesitas en esas situaciones. Que nos lleven la contraria y nos hablen continuamente no es lo que más nos gusta en esas ocasiones. A veces las estrategias para acompañar están más cerca de lo que imaginamos.

Agresividad

La evolución de la demencia produce diversos momentos difíciles de gestionar y de aceptar como parte del nuevo comportamiento de la persona a la que queremos, y la agresividad se convierte en uno de los síntomas más complicados de afrontar para la familia y la persona cuidadora.

Escribiendo estas palabras recuerdo la primera noche que me quedé en el hospital con mi bisabuela, donde dormí en un sofá cama paralelo a su cama. Sentí una inmensa tristeza al ver sus conductas, porque en ese momento entendí que algo había cambiado y que no sabía cómo ocuparme de ello. Así que, como puedes leer, te entiendo y comprendo esos momentos que duelen más en el alma que físicamente.

Como te he dicho antes, esos momentos de agresividad pueden nacer de la frustración de la persona, pero también de la confusión, la rabia o la tristeza por su situación, si lo miramos desde el ámbito psicológico. Sin embargo, a veces la agresividad tiene su origen en un dolor físico o bien una cuestión social. Es posible que la persona se sienta atacada, sola o agobiada por la cantidad de estímulos o que note que la gente no entiende sus actos. Por lo tanto, la agresividad puede surgir de una necesidad que tiene la persona y que no puede verbalizar debido a las alteraciones cognitivas que presenta, de modo que la conducta es el vehículo para expresarla. Estas expresiones pueden ser agresiones verbales, físicas o enfados, y la persona puede estallar arrojando objetos, mostrando gestos de agresión o golpeando a una persona conocida o desconocida. Cabe destacar que esta agresividad puede nacer de una posible infección de orina que debe valorarse con el médico especialista, así como por hambre, sed, frío, calor, ropa interior húmeda o por privación de sueño, motivo por el cual es fundamental observar qué puede estar generando la agresividad y en qué momento.

Asimismo, y antes de compartir contigo mis recomendaciones, es importante que sepas que el ambiente siempre es un factor clave para brindarle calidad de vida y tranquilidad a la persona con demencia, pero a veces no es suficiente para reducir la agresividad. Lo que te quiero decir es que muchas veces no está en nuestras manos eliminar la agresividad, porque la causa reside en el bosque neuronal y debe cambiarse desde éste, con lo cual es necesaria una valoración médica para decidir el tratamiento más adecuado.

Recomendaciones para abordar la agresividad

- Si se puede, identifica la causa que ha conducido a la persona a tener esos momentos de agresividad. Como recomendación extra te pido que reflexiones sobre qué ha ocurrido antes del estallido de agresividad, ya que puede existir algún estímulo o situación que haya llevado a la persona a estar así. Si quieres, puedes utilizar un diario para apuntar la hora y la situación, ya que a veces ciertos hechos se relacionan.
- La agresividad no es algo personal contra ti ni contra nadie. Simplemente forma parte de la evolución de la demencia.
- Pide ayuda para tener momentos de descanso. No obstante, aprovecho para decirte que no hace falta que vivas un momento de agresividad para descansar. El descanso debería ser una prioridad en tu lista de quehaceres diarios.
- No discutas con la persona con demencia, ya que, además de no poder comprenderte, la agresividad podría ir a más. Recuerda que esa persona no puede generar el razonamiento que antes tenía.
- Procura cambiar el foco de atención de la persona a otra actividad o situación.
- Intenta no forzar a la persona, ya que eso sólo empeorará el escenario.
- Reflexiona un momento sobre cómo te sentirías si tuvieses demencia, tu capacidad de razonamiento estuviera mermada y sintieras que tu entorno no te comprende. Hacer este tipo de ejercicios nos ayuda a ponernos en la piel de la persona y a trabajar la compasión. ¿Cómo te gustaría que te trataran? Seguramente con un tono de voz suave, un ambiente tranquilo y con contacto visual y, si en ese momento es posible, también con contacto físico. Sé que es difícil en ciertos momentos, pero es importante ir introduciéndolo poco a poco.

- Utiliza fotografías, música, objetos personales o cosas que le gusten a la persona con demencia para reducir la confusión.
- Procura que la persona esté en un ambiente tranquilo y sin demasiado frío ni calor.
- Es importante reducir las prisas y las exigencias, ya que pueden derivar en un inicio de la agresividad o en el aumento de ésta.
- Si la persona está llevando a cabo una tarea y no puede acabarla, no hay que forzarla para que la finalice, ya que eso podría iniciar un momento de frustración y un posible episodio de agresividad.
- Conservar la rutina resulta clave para brindarle más seguridad a la persona con demencia y reducir el riesgo de confusión.
- Mantén una iluminación equilibrada y elimina los espejos que puedan provocar más confusión a la persona.
- Por encima de todo, preserva la seguridad de la persona y la tuya en momentos de agresividad física. Si vives uno de esos momentos, procura no gritar y toma distancia de la persona desde la máxima tranquilidad de la que seas capaz para que no aumente la agresividad. Ten el teléfono a mano por si la agresividad crece y no puedes lidiar con ella y llama a emergencias para que te ayuden. Recuerda decirles que es una persona con demencia, porque es una situación que se puede confundir muy fácilmente.

Desinhibición

La desinhibición puede entenderse como el conjunto de comportamientos que incluyen la pérdida de modales o acciones socialmente inapropiadas, en los que vemos una pérdida en la capacidad de juicio de la persona. Suele manifestarse con más frecuencia en estados intermedios de la demencia y su evidencia tiene una larga carta de presentación: podemos apreciar comportamientos groseros, ofensivos, socialmente inapropiados e incómodos para la persona cuidadora o para su círculo. Estos momentos suelen generar vergüenza y culpa en la familia y pueden provocar un aislamiento por temor a que vuelvan a ocurrir públicamente, lo cual se convierte en un riesgo para la salud de la persona cuidadora.

Durante el desarrollo de la desinhibición podemos ver como la enfermedad hace que la persona con demencia acose a otras personas de manera verbal o física o haga comentarios agresivos, despectivos y descorteses hacia gente desconocida o conocida. En algunas ocasiones la desinhibición puede llevar a masturbaciones, a quitarse la ropa en sitios públicos o llegar a tocar partes íntimas. En este sentido, recuerdo que cuando hice las prácticas de la carrera conocí a un señor diagnosticado de demencia frontotemporal que empezó a desarrollar hipersexualidad o desinhibición sexual y en una actividad tuvo un momento de acoso físico a una persona. Lo comenté con el equipo y generamos un plan de acción para acompañarlo en ese proceso, ya que su mujer luego nos explicó que no podían ir a tomar un café con tranquilidad porque el señor coqueteaba y tocaba al personal que los atendía (esto es algo que pude ver con mis propios ojos). Cabe destacar que su familia mostraba una mayor carga por el cuidado debido a estas conductas, junto con sentimientos de vergüenza, ansiedad y un malestar continuado que representa a muchas familias que viven este tipo de situaciones. Esto suele ocurrir en el camino de las demencias y sigue siendo un tabú muy significativo que debe ser verbalizado.

Recomendaciones para abordar la desinhibición

- Comprender que son conductas propias del deterioro cognitivo de la demencia y no deseadas por la persona que recordamos antes del diagnóstico.
- Cuando se quita la ropa la persona puede estar desorientada y pensar que está en el lavabo o en un entorno que no es el real. En este caso es importante acompañarla al cuarto de baño.
- Si la persona se desviste o se toca mucho la ropa, puede que no sea una desinhibición. ¿No te ha pasado que en pleno verano te mueves la ropa porque te incomoda por el calor? Eso también le puede ocurrir a una persona con demencia. Observa si su acto se debe a que tiene calor o frío o si la ropa le aprieta más de lo que debería.
- No la contradigas, riñas o discutas con ella, ya que este tipo de conductas pueden agitar más a la persona y empeorar la situación.
- Explica al resto de la familia, a las visitas o al personal del lugar donde asistas con frecuencia la pérdida de juicio de tu familiar. La gente lo entiende y hasta te pueden sorprender ayudándote. A veces somos más nosotros los que nos resistimos a explicarlo por vergüenza, con lo que cerramos las puertas a la empatía social. ¡Compártelo!
- Refuerza con frases positivas los comportamientos agradables.
- Procura que la persona lleve a cabo actividades que le generen cansancio y que gaste energía.
- En caso de dificultades en el aseo, y si puedes, cambia a la persona cuidadora por una del género contrario con el que tiene la desinhibición.
- La persona con demencia no es consciente de su comportamiento inadecuado. No le recrimines nada.
- En caso de que la persona demande relaciones sexuales, la pareja tiene el derecho a no ceder si no desea compartir ese momento.

> Es importante explicarle el porqué de la negación desde el respeto, pero también con la firmeza suficiente. Éste es un tema delicado y quiero que sepas que ocurre con mucha frecuencia, pero muchas parejas no lo comparten porque piensan que sólo les pasa a ellos. Esto no es así. Pide ayuda y bajo ningún concepto mantengas relaciones sexuales si no quieres hacerlo. Recuerda que la persona no es quien era antes y su dificultad para razonar hace que le resulte más difícil comprenderte. Háblalo y comparte estas situaciones.
> - Recuerda que son conductas socialmente incorrectas para nosotros y que las personas con demencia no pueden comprender que son inapropiadas.
> - Siempre que represente un riesgo para la persona con demencia o para su entorno es importante que se valore con el especialista correspondiente.

Deambulación constante

«Es que no para», «Está todo el día dando vueltas», «Me pone de los nervios que camine tanto». Éstas son algunas de las quejas que me comenta la gente, lo cual me permite constatar que la deambulación constante está presente en su vida. Se trata de un trastorno de conducta que se manifiesta por la gran necesidad que tiene la persona de caminar sin un rumbo aparente y con una particular inquietud durante el día o la noche. Sí, lo has entendido bien: la deambulación constante puede ocurrir en cualquier momento del día.

Este tipo de conducta suele aparecer por el miedo y la inseguridad que siente la persona al desorientarse y confundirse en el entorno donde se encuentra, que puede ser su propio hogar. Asimismo, y suele ocurrir con bastante frecuencia, la persona deambula continuamente porque busca a la persona cuidadora. ¿Te ha ocurrido que tu familiar te busca constantemente? Esto se debe a que la persona cuidadora representa la seguridad y la protección en un entorno amenazante para quien sufre demencia, lo cual favorece la deambulación continua para encontrarte.

Otro de los motivos de esta conducta es que están buscando algún objeto o proyectando una conducta del pasado, y se preparan para ir a trabajar o a buscar a los niños como si fuera un acontecimiento totalmente real (de hecho, lo viven con la absoluta certeza de que es real).

Otra de las posibles razones de esta conducta es el famoso aburrimiento, que puede llevar a la persona a buscar objetos en cualquier parte de la casa, con lo que vacía cajones y armarios enteros. Detrás de esta conducta se esconde la necesidad que tiene la persona de sentirse útil y tener una ocupación en el hogar, con lo cual ella misma opta por una actividad centrada en buscar o guardar algo que no nos sabe explicar. Por este motivo el aburrimiento se convierte en una de las causas de la deambulación, ya que las personas con demencia caminan en busca de una actividad que satisfaga las ganas de sentirse ocupadas. Asimismo, es fundamental destacar que esta clase de conductas pueden generar miedo y un agotamiento significativo en la familia, ya que aumenta el riesgo de caídas y la necesidad de tener un espacio de descanso sin vigilar constantemente.

Antes de entrar en las recomendaciones para lidiar con la deambulación quiero decirte que las personas con demencia son muy sensibles a los cambios en el hogar, por muy pequeños que sean. Por eso cualquier cambio de mobiliario, decoración u obras pequeñas puede suponer un refuerzo de esta conducta, porque, al no reconocer la modificación en el hogar, se genera una confusión. Hay cambios que son inevitables y sumamente necesarios, incluso para la seguridad de la persona, pero quiero que tengas esta información para que puedas comprender mejor esos momentos. Recuerda que nosotros tenemos la capacidad de recordar la alteración y reflexionar sobre ella, pero las personas con demencia no.

> **Recomendaciones para abordar la deambulación constante**
>
> - Intenta identificar el motivo que lleva a la persona a la deambulación. Este primer paso es clave para entender mejor su conducta.
> - Elimina los posibles riesgos de caídas o golpes para la persona (alfombras, objetos en el suelo, muebles muy bajos, jarrones, cables...).
> - Para evitar salidas del hogar y desorientaciones en el exterior oculta las cerraduras con una cortina o una prenda de ropa.
> - Adapta el ambiente a sus necesidades, limitando el espacio por donde deambulará, ya que muchas veces la deambulación brinda tranquilidad a la persona. Restríngelo cerrando puertas o poniendo barreras ambientales como sillas o muebles. Reflexiona sobre las restricciones pensando en lo que necesita sin generarle más alteración.
> - Revisa las suelas de los zapatos para ver si hay desgaste por la deambulación y asegúrate de que el calzado sea cómodo. Esta recomendación te ayudará a evitar caídas.
> - Promueve el gasto de energía de la persona con demencia con paseos por el exterior o acompañándola a la compra.
> - Incentiva actividades como la música, la fotografía o compartir un momento agradable (tomar un té o un café, entre otros).
> - Procura que haya una iluminación equilibrada y una campana o sensor en la puerta por si existe el riesgo de que salga del hogar.

- Aclaro que no se escapan ni se fugan, sino que se desorientan y se van. No son prisioneros.
- Las discusiones y la fuerza sólo aumentarán la agitación y la conducta de deambulación.
- Guarda la documentación importante (escrituras, poderes, etcétera), las joyas y los artículos de valor en un lugar seguro para evitar que la persona los cambie de lugar y luego no se acuerde de dónde los ha puesto. La deambulación propicia que guarden diversas cosas.
- Almacena los productos tóxicos en un sitio seguro.
- Si sabes que la persona empieza a deambular en un momento concreto del día, ofrécele una actividad antes de que inicie la deambulación. Puede ser doblar los trapos, ayudar en la cocina, ordenar algo concreto, seleccionar calcetines, etcétera.
- Si tu familiar tiene tendencia a salir de casa, es importante que lo compartas con los vecinos para que te avisen si ven que sale.
- Y, por encima de todo, porque sé que estas conductas agotan a la persona cuidadora, descansa y asegúrate de tener momentos únicamente para ti. Deriva el cuidado un rato y sal a tomar ese café que tantas ganas tienes de tomar, a dar ese paseo que tanto te nutre o queda con esas personas a las que tanto necesitas.

1.7. Nada de lo que ocurre es algo personal

Mientras noto el calor de un otoño que me recuerda al verano pienso en lo complicado que es marcar una línea firme y lo suficientemente gruesa para comprender qué forma parte de la demencia y qué es propio de la persona. Es algo que parece muy fácil, pero es realmente difícil cuando se manifiestan conductas como el delirio por robo o la agresividad física.

Dicen que cuando una persona se pone a escribir un libro todo a su alrededor está relacionado con el libro, y tengo que reconocer que me está pasando, porque recuerdo con más intensidad mi historia y observo más a las personas con demencia. Ayer le comenté a mi pareja que cuando mi bisabuela vivió la agresividad mi única reacción fue alejarme y llamar a las enfermeras del hospital porque no sabía qué hacer. Recuerdo sentirme indefensa y sin herramientas, y entonces empezó a venir la ambivalencia para decirme: «Natalí, ella está enfadada con su realidad, no contigo», «Es la demencia, no es nada personal contra ti». Sin embargo, hasta que llegué a entenderlo se me pasaron por la cabeza unos cuantos pensamientos que me mantenían en un estado de discusión interna que me hacía sentir culpable por dudar de lo que estaba viendo.

Ayer, mientras le explicaba esto conduciendo por una larga carretera nacional que nos llevaba hasta un rincón de la Costa Brava, le dije a mi pareja, con una intensidad que jamás había sentido hasta entonces: «Cuánto entiendo a las personas que lo viven y cuánta comprensión necesitan». Lo que quiero decirte es que te entiendo y que es normal que pases por todo ese remolino de pensamientos que se acaban convirtiendo más en un peaje estancado que en una nacional que va circulando, pero al final la circulación vuelve a su estado normal y los coches avanzan. Con los pensamientos pasa igual, pero debemos conducirlos, porque si no pueden acabar en puertos que no queremos ni nos merecemos.

Mientras sigo sintiendo el calor de este *veroño*, como ha dicho esta mañana una gran amiga, te comento que, efectivamente, la demencia afecta a la identidad de la persona, haciendo que cada vez percibamos como más lejana la imagen que tenemos de nuestro familiar. Párate a pensar un momento: ¿a tu familiar le hubiera gustado decir eso si no tuviese demencia? ¿A tu familiar le hubiera gustado actuar así sin la demencia? Estas preguntas nos ayudan a entender que la demencia crea una nueva identidad y que siempre vemos una pérdida inevitable en la personalidad de nuestro ser querido, pero con el brillo de una esencia que sigue iluminando. Por ejemplo, hace unos días una persona me dijo: «Mi padre sigue teniendo esa dulzura que lo caracterizaba». La realidad es que lo sigue caracterizando, pero esa dulzura se desvanece en diversos momentos de alteración. Lo que ocurre muy a menudo es que las familias siguen esperando que la persona sea como antes y buscando ese hilo de luz que les permita mitigar la inevitable pérdida. De este modo se sigue persiguiendo la identidad anterior de la persona, lo cual afecta a la aceptación del camino.

Es normal que pienses que sus conductas y sus verbalizaciones son algo personal si sigues creyendo que la persona es como antes, pero poco a poco tenemos que ir relacionándonos con la realidad. Es totalmente humano vivir este proceso, porque eso significa que el amor por la persona es bonito y grande, lo cual provoca que el dolor por la pérdida te frene para despedirte de la identidad pasada y aceptar que las conductas actuales son propias de la demencia.

No te voy a decir las típicas frases («Es la demencia», «¿No entiendes que es la demencia?»), porque sé que eso ya lo sabes y hasta te las repetirás a saber cuántas veces. Lo que quiero decirte es que tu familiar tiene afectada su propia identidad y eso es algo que cuesta aceptar, pero a medida que vayas asumiendo esta realidad irás comprendiendo que nada de lo que ocurre es algo personal. Por eso te voy a pedir que cada vez que la demencia provoque que tu familiar te recrimine algo, te insulte o te acose recuerdes que no es un acto personal contra ti y te preguntes: «¿Qué es lo que me cuesta aceptar de mi familiar?». Este acto de autocompasión, viaje interior y comprensión de tu proceso te ayudará a entender por qué crees que es algo personal. En el fondo lo único personal de todo esto es tu propio camino interior. Abrázalo para saber qué es lo que te lleva a pensar que sus actos son algo personal, y de este modo podrás acercarte poco a poco a la demencia en sus diferentes etapas.

1.8. Viajar a su mundo

> La verdadera compasión no consiste en desear ayudar a aquellos que son menos afortunados que nosotros, sino en darnos cuenta de nuestro parentesco con todos los seres.
>
> Pema Chödrön, budista

Escucho el canto de los grillos una mañana aún oscura y expectante por la salida del sol, en la que parece que las nubes no nos dejarán ver el astro rey en todo su esplendor. Recuerdo que, cuando el día está nublado, mi abuela dice: «Vaya día. Hoy está bien nublado y no veremos el sol», y yo le respondo: «Claro que puedes ver el sol y su luz, porque es de día. Lo que ocurre es que las nubes tapan la visibilidad completa del sol, pero eso no quiere decir que no lo puedas ver». A veces añado: «Si ves el día de esta manera es normal que lo percibas como triste». Como puedes ver, todo es cuestión de perspectiva y de dónde poner el enfoque. Hoy tiene toda la pinta de que será un día nublado y el sol estará vergonzoso en su salida, pero lo veremos. Espero que mi abuela también lo vea y no se quede sólo con las nubes.

Con las personas con demencia pasa un poco lo mismo que con las nubes y el sol: puedes observar su conducta y enfadarte por sus nubes o bien viajar a su mundo para encontrar el sol que brilla en su interior. A esto le llaman *empatía*. Yo lo llamo *compasión*, ya que considero que con la empatía nos quedamos cortos en este caso. ¿Conoces la diferencia entre la empatía y la compasión? La empatía es la experimentación de la emoción de otra persona, mientras que la compasión es mucho más poderosa, porque es la que nos indica que queremos lo mejor para la otra persona y nos abre el paso al deseo de ayudar. Por ejemplo, vemos que nuestro familiar tiene demencia, pero no queremos tener demencia para saber qué siente esa persona, sino que pueda vivir de la manera más digna, honrada y con la mayor calidad de vida posible. Esto quiere decir que, mientras que la empatía nos lleva a comprender las emociones y a ponernos en el lugar de la persona, la compasión va mucho más allá y nos hace actuar para ayudar a la persona por medio del reconocimiento de la situación que está viviendo.

Si mi objetivo con este libro hubiese sido que pudieras desarrollar la empatía, estaría escribiendo solamente lo que sienten y el porqué de los actos de las personas con demencia, pero no te estaría dando tantas herramientas para tu día a día. En otras palabras, la explicación de la demencia y las herramientas que ofrece este libro tienen como objetivo el desarrollo de la compasión, porque motivan el deseo de ayudar a la persona con demencia con técnicas prácticas que se aplican desde la comprensión de la realidad.

Aquí debemos hacer una parada para citar al doctor Paul Gilbert,[12] que descubrió que muchas personas sienten miedo a mostrarse compasivas porque piensan que se aprovecharán de ellas, que otros dependerán de ellas y que no podrán ocuparse del sufrimiento de otras personas. En el caso de las personas cuidadoras también he visto que, si se muestran compasivas, sienten miedo y vergüenza a mostrarse frágiles ante la familia y la sociedad, ya que eso impacta directamente en el rol de ser fuerte que se ha implantado erróneamente en nuestra vida. Ser fuerte es admitir nuestra fragilidad, y admitir nuestra fragilidad es abrirse a

---

12. Paul Raymond Gilbert (1951) es un psicólogo clínico británico, creador de la terapia centrada en la compasión (CFT, por sus siglas en inglés). Es profesor de Psicología Clínica en la Universidad de Derby y psicólogo clínico y asesor en la Derbyshire Health Care Foundation Trust en Inglaterra.

reconocer la compasión como símbolo de aceptación de la demencia. Este último peldaño es necesario para entender que las personas con demencia no pueden vivir en nuestra realidad. Por lo tanto, viajar a la realidad de las personas con demencia también pasa por aceptar la compasión como herramienta sanadora y enriquecedora del cuidado.

Viajar a la realidad de las personas con demencia también nos invita a explorar el interior de cada uno de nosotros, ya que cuando una persona es compasiva lo primero que hace es enfrentarse a los miedos, a los obstáculos y a todas las resistencias existentes en relación con la demencia. Integrar que somos nosotros quienes tenemos que introducirnos en el mundo de la persona con demencia es doloroso, ya que nos invita a darle la mano al miedo, a despedirnos de lo que era antes esa persona, a abrazar una nueva realidad que nos incomoda, a saltar los obstáculos de las renuncias y a derrumbar los muros de las resistencias. Viajar al mundo de la persona con demencia es un paso para dejar atrás la identidad del recuerdo de tu familiar, y eso da miedo porque te conecta directamente con tu dolor. Es un momento tan incómodo que muchas personas acaban huyendo. Pero ¿sabes qué? No puedes huir muy lejos porque todo el dolor no atendido y gestionado siempre encuentra su manera de hacerse presente para que lo escuches, ya sea mediante emociones incómodas o señales del cuerpo, que te hablan de la necesidad de abrirte a tu propia autocompasión.

Por lo tanto, la compasión se convierte en una herramienta básica para acompañar a la persona con demencia a la que debemos abrazar para entendernos a nosotros mismos y en una herramienta motivadora de valentía para acompañar desde la serenidad, ya que cuando sentimos la compasión todo fluye de una manera más calmada.

El hecho de viajar hacia la realidad de la persona con demencia también te lleva inevitablemente a la autocompasión. Por eso digo que cuidar de alguien con demencia es transformador. El hecho de saber que la persona no viajará hacia nuestra realidad y que no será como antes supone un momento en que la vida te pone en un balancín para que reconozcas tu vulnerabilidad. La autocompasión es el reconocimiento de las debilidades y limitaciones que todos tenemos. Yo también tuve, tengo y tendré limitaciones.

Cuando intentamos comprender que una persona con demencia vive una realidad a la cual nos debemos adaptar suelen salir a flote los miedos a aceptar la realidad, el rechazo hacia la situación y el cuestionamiento de si eres una persona cuidadora suficientemente buena. La autocompasión te lleva a comprender tu duelo y a darte cuenta de que tu amor propio es básico para acompañar a tu familiar, ya que entender su mundo no pasa sólo por cuidarlo, sino también por cuidarte a ti. Pasa por aceptarte como persona cuidadora valiosa que eres, como ser humano que necesita descansar, como individuo que necesita disfrutar y como persona con limitaciones. Todo esto también te llevará a darte cuenta de que habrá cosas de ti relacionadas con el cuidado que no te satisfarán, pero no las rechaces ni te castigues en ese momento. Vívelas desde el amor que te das, aceptando que eso que no te gusta también forma parte de ti, y pregúntate si quieres cambiarlo y cómo podrías hacerlo. A veces la solución es aceptar que necesitamos ayuda y parar.

Sinceramente, podría haber escrito unos cuantos párrafos para explicarte que «la realidad que vive la persona con demencia no es la nuestra», pero la verdad es que detrás de esa frase se esconde la importancia de entender por qué a veces nos cuesta aceptar que viven en una realidad tan distante y, a la vez, tan cercana a la nuestra. Aceptar que habitan en su propio mundo y que somos nosotros quienes debemos adaptarnos es una acción de valientes que impulsa a mirar a la cara al miedo de la pérdida, a la culpa que engaña, a la tristeza que dice verdades como un templo y que nos pone en valor. Aceptar que ellos viven en su mundo nos abre las puertas para respetar su realidad y nos hace abandonar la lucha continua de «yo quiero que se acuerde» o «yo quiero que vuelva a ser la persona de antes». Aceptar su realidad es dejar de juzgarte y abrirte a la curiosidad de una nueva forma de relacionarte. Entrar en su mundo es bajar la guardia y abrir los brazos a vuestra realidad, lo cual te hará derramar más de una lágrima sanadora.

Con el propósito de que te abras a su mundo, te invito a que leas las siguientes palabras que he escrito pensando en ti:

Te miro y hay algo de ti que me invita a decir adiós como una ola que llega a la orilla invitándome a nadar. Te miro y hay algo de ti que me invita a decirte hola como el inicio de un río que tendrá mucho que explicar.

Te observo y pienso en lo difícil que es dar el paso de aceptar, como quien decide abrazar la ambigüedad de la vida. Te observo y pienso en que te estoy conociendo otra vez, como aquel que mira el océano y su magnitud.

Te quiero por lo que fuiste y por lo que eres, porque el amor no es algo que se haga añicos por esta enfermedad. Te quiero cuando entro en tu mundo y descubro tu realidad, que me acerca a ti y a mí para descubrirnos con nuestras emociones.

2
La sobrecarga de la persona cuidadora

> Supongo que es tentador tratar todo como si fuera un clavo si la única herramienta que tienes es un martillo.
>
> Abraham Maslow, psicólogo

2.1. Síntomas del síndrome de sobrecarga de la persona cuidadora

Antes de que más de uno se asuste con la palabra *síndrome* vamos a describirlo, porque existen algunos términos de la psicología que tiran hacia atrás porque no los entendemos. No es la psicología la culpable, sino, una vez más, la falta de información. Un síndrome es un conjunto de síntomas y respuestas cognitivas, emocionales y conductuales que se dan tras una vivencia y a la que están significativamente unidos.

Todo lo que leerás a continuación es normal, debido a la experiencia que estás viviendo, y mi objetivo con esta explicación es que tengas el máximo de información posible para que puedas entenderte en este proceso e identificar todo lo que habita dentro de ti. Te recomiendo, si quieres, que pienses si te identificas con los síntomas a medida que vayas leyendo reflexiones y, si es así, que escribas a mano cómo sientes ese síntoma y cómo lo identificas en tu cuerpo. Llevar a cabo este trabajo de introspección es como hacer hablar al silencio, ya que permite poner palabras a lo que pasa por dentro, que, ya sea por falta de conocimiento o por evitación, se acaba convirtiendo en un silencio muy abrumador.

En este sentido, Carl Gustav Jung dijo que «su visión se aclarará solamente cuando usted pueda mirar en su propio corazón. Quien mira hacia fuera, sueña; quien mira hacia dentro, despierta», dejando clara la importancia de la introspección, que es fundamental en el camino de cuidar, teniendo en cuenta los síntomas más normales de vivir esta realidad.

En el contexto de las demencias, el síndrome de sobrecarga de la persona cuidadora es la consecuencia de una cantidad de horas considerables invertidas en el cuidado de la persona dependiente. La persona cuidadora principal es la que recibe el mayor impacto de este conjunto de síntomas por las horas invertidas. La desinformación y la falta de apoyo necesario para cuidar del familiar con dependencia suelen ser el botón que da inicio a los síntomas físicos y psíquicos de las personas cuidadoras, que se relacionan principalmente con la ansiedad, la frustración y la depresión. Además de las propias tareas del cuidado, las tareas domésticas también suponen una sobrecarga añadida que tiene poco reconocimiento social. Entre éstas se incluyen las compras, preparar la comida, organizar las citas médicas, planificar la gestión de ayudas, atender el teléfono, solucionar asuntos financieros y legales, limpiar o administrar los medicamentos, entre otras tareas que seguramente me estoy dejando. Resulta interesante escuchar a las familias cuando dicen que «es agotador estar todo el día cuidando, aparte de todo lo demás», ya que se minimizan las tareas del hogar como si no formaran parte de la sobrecarga, cuando son muy significativas.

Aparte de toda esta rutina, la persona cuidadora vive su propio proceso de duelo, intenta tener momentos de intimidad y procura no sentirse atrapada en una realidad que puede ser revoltosa. Asimismo, se va adaptando continuamente porque la evolución de la demencia así lo pide, y con cada pérdida debe aceptar un nuevo deterioro mientras se amolda a la nueva manera de acompañar a su familiar. Evidentemente es un proceso complejo, en el que es tan importante entender la enfermedad como comprender lo que le sucede a la persona cuidadora, ya que es una piedra preciosa que, a la vez que intenta brillar en su vida, también está haciendo un seguimiento constante de su familiar, pendiente del vestir, la higiene y las demandas, entre otras tantas tareas asociadas a la dependencia de la persona. Entendiendo —o al menos intentando imaginar— esta realidad, es comprensible que muchas personas muestren un agotamiento físico y psíquico, al que se suma el proceso de pérdida, los cambios de roles familiares, las tomas de decisiones importantes y una información sobre este proceso que muchas veces no llega.

Recuerdo a una persona cuidadora que me dijo: «Hasta ahora iba bien, pero ha llegado un punto en el que no puedo salir de casa. Creo que necesito ayuda». Esta persona era consciente de la sobrecarga derivada del deterioro de su familiar y necesitaba dar un paso más para recibir ayuda. Esto pone de manifiesto la importancia de interiorizar la sobrecarga que vive cada persona y las necesidades que tiene de salir, descansar, tener un momento sin la persona con demencia o dedicarse espacios para lo que considere significativo, lo que lleva a asumir el reconocimiento de ayuda para reducir la sobrecarga.

Si bien es cierto que la percepción del declive se asocia a una mayor sobrecarga, según el estudio de Fernández de Larrinoa y otros (2011) no siempre tiene por qué ser así, ya que hay personas que viven con más sobrecarga los inicios porque la persona con demencia no se deja ayudar o porque reciben menos ayuda por falta de conciencia de la realidad, mientras que otras viven una mayor sobrecarga en fases más avanzadas. Esto nos permite entender que no existe una línea evolutiva de la sobrecarga, ya que una persona cuidadora me dijo una vez: «Ahora que la demencia ha avanzado tengo más ayuda que al principio y he vuelto a nadar», mientras que otra me comentó que «ahora es más duro para mí porque necesita más ayuda física». Por lo tanto, la sobrecarga dependerá de los recursos de cada familia, y la salud mental y física, la economía y el apoyo social y familiar resultan ser factores de gran valor en la percepción de la sobrecarga y en la ayuda que la familia puede recibir. Sin embargo, cada familia irá interiorizando su propia realidad para encontrar los recursos que tiene a su alcance y transitar este camino de la manera más sana posible.

En la misma línea, debemos tener en cuenta que las familias de personas con demencia suelen experimentar una sensación de soledad por falta de comprensión de su realidad, lo cual genera un estado emocional que tiene un impacto en el cuerpo, la mente y el alma. La ambigüedad, que no se suele reconocer, también afecta a la sobrecarga psíquica, porque las personas se sienten más excluidas y menos comprendidas en una realidad que necesita acompañamiento. En definitiva, el ámbito social es clave en la sobrecarga.

Si entendemos la realidad explicada hasta aquí, es comprensible que la mayoría de las personas refieran un estado de cansancio y agotamiento emocional como principal respuesta a cómo se sienten, síntoma que es una señal de aviso de que hay que cambiar algo. A veces nos asustamos con los síntomas porque queremos eliminarlos rápido, cuando en realidad debemos entender la señal de aviso que nos están enviando para reducir su impacto o bien prevenirlo. En este sentido, recuerdo a un señor de ochenta y tres años que en un grupo de acompañamiento dijo: «Mi mujer empieza con la enfermedad y vengo aquí para entenderla, pero sobre todo para cuidarme a mí». Éste es un ejemplo que permite comprender la importancia de asumir el rol de ser una persona cuidadora para poder interiorizar, poco a poco, qué significa cuidar y qué se puede hacer para cuidarse a uno mismo mientras se cuida.

En muchas ocasiones las personas cuidadoras renuncian a sus aficiones y se aíslan por falta de comprensión e integración de lo que significa cuidar, ya que nadie les ha explicado la importancia de comprender su significado y actuar en consecuencia, y no todas las renuncias de una persona cuidadora son justificables. Estas palabras me han hecho recordar un proceso terapéutico muy bonito de una persona cuidadora, que en un momento determinado me dijo: «No sé qué me gusta y hasta creo que me he perdido a mí misma». Estuvo un buen rato diciéndome que no sabía qué le gustaba ni qué podía hacer por ella, hasta que opté por invitarla a recordar su vida antes del cuidado de su marido. Entonces ella se abrió y me dijo: «Oh. Antes leía, tenía un jardín precioso porque me encantaban las plantas, escuchaba música...», y, de pronto, se le llenaron los ojos de lágrimas. Me dijo: «Ésa soy yo. Eso es lo que me gusta». Entonces entendió que la falta de conciencia de la magnitud del cuidado la había alejado de sí misma, de su esencia, de su identidad y de la ilusión de lo que la llenaba por dentro. Esta historia conecta directamente con el estudio de Avargues-Navarro y otros (2020), que concluye que la persona cuidadora va dejando en segundo plano sus proyectos personales y el autocuidado, y aquí debo reconocer que siempre que conozco a una persona cuidadora hago una especie de escáner para saber si se está cuidando o no.

Las personas cuidadoras también suelen evitar o retrasar sus propias visitas al médico, incluso cuando sienten algún dolor o alguna molestia, añadiendo la mítica frase «Yo no puedo ponerme enfermo». Lo cierto es que sí pueden enfermar y que siguen siendo seres humanos como el resto, pero con cierta negación a entender que el cuidado puede tener un impacto en su salud. Esto provoca que la persona cuidadora deje de cuidarse y deje pasar molestias que pueden convertirse en un impedimento para trabajar o cuidar en el futuro y obligarla a acudir al médico después de un largo aviso del cuerpo. He visto muchísimos casos de personas cuidadoras que después de mucho esperar fueron al médico cuando ya no podían casi moverse. Es el típico ejemplo de «voy al fisioterapeuta porque me he quedado clavada, para que me lo solucione». ¿Qué te parece si vas periódicamente como prevención y así no te quedas clavada? Lo dice una que cada mes se hace un masaje para prevenir. Suelo aplicarme lo que os explico en este libro, porque he pasado por fases de descuidarme y, como me gustaría que la vida no te tuviera que dar avisos, te recomiendo que aceptes tu rol en el cuidado como parte de tu nueva identidad y que, en vez de resistirte, lo incluyas en tu vida y prevengas desde el autoamor.

El síndrome de sobrecarga de la persona cuidadora también genera un mayor riesgo de vivir el proceso con niveles considerables de ansiedad y síntomas depresivos en personas aparentemente sanas, con lo cual dichos síntomas se asocian directamente con el acto de cuidar de una persona con demencia. En cuanto a la ansiedad, la entendemos como una sensación intensa de miedo, inquietud, desesperación, nerviosismo o agitación, y se puede activar por diversos motivos, como la dependencia de la persona, las horas de cuidado y la dificultad en la gestión de los síntomas, pero no se suele hablar mucho de que la relación incómoda con la ambigüedad suele ser uno de los factores que más influye.

Creo que es importante que nos paremos aquí y recordemos qué es la *ambigüedad*, que la RAE describe de la siguiente manera:

1. Dicho de una persona: que, con sus palabras o comportamiento, vela o no define claramente sus actitudes u opiniones;
2. Incierto, dudoso.

Lo que te quiero decir es que la sobrecarga psíquica de las personas cuidadoras también recae en la dificultad de definir exactamente quién es la persona con demencia, de modo que la realidad se convierte en algo que se percibe como incierto y sin una definición clara para entender sus comportamientos. La relación incómoda con la ambigüedad de este camino suele nacer de la facilidad de acceso a la información en la actualidad, lo cual provoca que las personas quieran solucionar sus problemas con rapidez para poder continuar con su vida, mientras que en las demencias no se puede seguir este sistema, de modo que surge la ansiedad por la falta de inmediatez.

En este sentido, la ansiedad también se relaciona con la presencia de resistencia, ya que el hecho de querer solucionar y detener lo que está ocurriendo genera un estado de control que cada vez se derrumba más y más, porque no existe.

En resumen, la ansiedad suele nacer por la incómoda relación con la ambigüedad, la resistencia y el estado de control hacia la situación. Esto ocurre por la dificultad de comprender la pérdida psicológica de la persona cuando físicamente continúa estando presente, ya que se nos ha enseñado que la pérdida es únicamente el fallecimiento de un ser querido y realmente no es así. Esto es un nido que crea ansiedad de manera lógica y natural, y llegados a este punto quiero que sepas que yo también sufrí ansiedad debido a diversas pérdidas ambiguas en mi vida, y la demencia de mi bisabuela y otras pérdidas ambiguas me enseñaron a comprenderlas. Por lo tanto, la relación con la ambigüedad representa una sobrecarga en el cuidado y puede llegar a convertirse en la base de la ansiedad. Aparte de que sepas que te entiendo, quiero que tengas presente que el control te daña, que el hecho de no despedirte psicológicamente te bloquea y que tu rechazo a lo ambiguo que se presenta a diario en nuestra vida te marea. En el fondo, saber que la vida es ambigua le da un aire de frescura y hace que nos emocionemos con sus sorpresas, además de ayudarnos a comprender que la persona con demencia tiene otras necesidades que debemos aceptar.

En el síndrome de sobrecarga de la persona cuidadora también suele originarse un remolino de síntomas depresivos en el que destaca el sentimiento de soledad no deseada, el desinterés por cuidarse, la preocupación significativa por la situación que se está viviendo, la falta de energía y la tristeza continua como rasgos más frecuentes.

La persona cuidadora suele pasar por alto estos síntomas, y otros mencionados hasta ahora, no dándoles la importancia que se merecen debido a la propia pérdida del autocuidado.

Cabe destacar que socialmente no se suele aceptar ni se conoce la magnitud de lo que implica el cuidado de una persona con demencia, lo cual provoca que la propia persona no se vea merecedora de cuidarse ni de pedir ayuda. Esto es algo que se manifiesta detrás de cada frase como las siguientes: «No es para tanto», «Tampoco da mucho trabajo»,

«Ellos ya tienen demasiado trabajo con lo suyo y no quiero molestar», «Me toca cuidarla» o «¿Cómo me voy a dedicar un rato tal y como está?». Todas esas frases se suelen decir cuando la persona está sobrecargada, existe un sentimiento de culpa y una ambivalencia muy significativa que aumenta la intensidad de los síntomas. De hecho, hace unos minutos he leído el siguiente mensaje de una persona cuidadora: «Aprendí que cuando dices que ya no puedes más realmente hace tiempo que no puedes más». ¡Qué maravillosa! Realmente es así: cuando ves la sobrecarga, pero no le haces caso, su intensidad irá en aumento y te generará cada vez más malestar, con lo cual empeorará la calidad del cuidado, hasta que llegues al límite.

Otros de los aspectos psíquicos de este síndrome son la irritabilidad, la dependencia del cuidado, el miedo a la evolución de la demencia, la culpa por cómo se cuida de la persona con demencia, la sensación de no hacer lo suficiente, el estrés, la negación del duelo y la pérdida de motivación para vivir actividades placenteras. ¿Te identificas con ello? ¿Vas reflexionando y escribiendo sobre eso que te remueve? Sé que es difícil reconocer lo que sucede por dentro porque eso nos hace salir de la zona de confort, que no es precisamente cómoda.

Más allá de lo complicado que es gestionar este camino, quiero que sepas que es posible vivirlo de una manera más sana, desde la aceptación de todo lo que sientes y la conexión con todo lo que necesitas. A veces, cuando ordenamos nuestros sentimientos y nuestras necesidades, nos damos cuenta de que no era la realidad la que nos llevaba por un sendero lleno de curvas, sino la relación que teníamos con ella. Te digo de todo corazón que, detrás de la difícil gestión de la demencia, se esconde un viaje de aprendizajes mediante el cual algunas personas descubren nuevas maneras de vivir o sanan viejas heridas y otras crean una unión familiar que antes no tenían, pero la cuestión es que no te deja indiferente. En mi caso, y una persona cuidadora me dijo lo mismo, descubrí el significado del amor.

En relación con los síntomas de sobrecarga, también quiero hablarte de las somatizaciones, ya que suelen pasar muy desapercibidas y son un aviso del cuerpo, que te está pidiendo a gritos que lo cuides. Las somatizaciones son un mecanismo inconsciente del cuerpo en que un malestar emocional se convierte en un síntoma físico, que requiere el mismo mimo que otros síntomas. Para explicarlo mejor voy a compartir contigo una experiencia que tuve y que me permitió darme cuenta de la importancia de escuchar al cuerpo y, además, hacerle caso, porque con escucharlo no es suficiente.

Hace unos diez años viví uno de los conflictos familiares más significativos de mi vida, mientras cuidaba de mi abuela en la UCI. A medida que los problemas empeoraban, ella vivió una operación oncológica y la volví a cuidar mientras trabajaba a jornada completa como dependienta y estudiaba el segundo curso de Psicología. Al cabo de unos meses su salud mejoró, mientras que la mía empeoraba en sintonía con los conflictos familiares. Empecé a notar molestias digestivas que asocié a una mala digestión de los alimentos y a unas cuantas excusas baratas que me alejaban de la aceptación de todo lo que sentía. Llegué a pesar 46 kilos (10 kilos por debajo de mi peso estándar) y un día dejé de poder caminar recta, ya que el dolor de lo que yo pensaba que era el apéndice no me dejaba incorporarme.

Como os podéis imaginar, acabé en urgencias e ingresada en el hospital de día, con médicos mandándome a saber cuántas pruebas y un medicamento que me calmaba el dolor. Dos médicos me dijeron que no tenía nada y que tenían que seguir haciéndome pruebas, pero una doctora canosa y de aspecto *hippie* me preguntó: «¿Puedes explicarme tu vida? ¿Puedes decirme por qué estás aquí realmente?». No recuerdo bien si primero lloré y hablé, si hablé y lloré en consecuencia o las dos cosas a la vez, pero lo que sí recuerdo es que aquella señora de pelo canoso, blanco como la luz que transmitía, me escuchó y finalmente me dijo: «Mira, Natalí, tienes que cambiar las prioridades de tu vida y cuidarte a ti misma, porque de lo contrario dentro de unos años te tendré que diagnosticar algo que no quiero».

Salí del hospital mareada por tanta medicación, mientras pensaba en qué tenía que hacer. Pedí ayuda profesional, porque fui consciente de mi ansiedad, y me prioricé, porque merecía cuidarme y ponerme en valor, así que puse orden en mi vida y entendí que el autocuidado era clave. También comprendí que pedir ayuda era igual de clave que escucharme a mí misma, así que desde entonces abrazo mis intestinos, que vivieron un calvario, y agradezco a la vida el gran aprendizaje que me puso delante en ese hospital.

También quiero que sepas que algunas personas pusieron en duda todo lo que sentía y me trataron de «loca» porque no había una explicación médica concreta. Éste fue el punto de inflexión que me llevó a priorizarme a mí y a los que sí me quieren. Te lo explico para decirte, una vez más, que te entiendo y que esos síntomas que sientes son reales y tienen más importancia que ese mensaje que quieres contestar o que cualquier otra cosa, ya que te están hablando de lo que habita dentro de ti. ¡Escúchalos! Las somatizaciones no son ninguna tontería y merecen ser escuchadas, ya que a veces resultan ser nuestras grandes maestras.

La sobrecarga del cuidado no puede separarse de las disyuntivas familiares. Pueden surgir discusiones debido a los conflictos de roles en el cuidado, por la presencia de una persona que cuida en solitario, por el cuidado desorganizado o por la misma sobrecarga que lleva cada miembro de la familia. Desde una mirada psicológica esto se entiende como un cuidado familiar desestructurado, en el que surgen desavenencias basadas en la repartición de los roles que asume cada persona de la familia. Claro está que existen muchas familias que estructuran el cuidado mediante una continuidad de roles, pero en otras tantas aparecen conflictos que muchas veces nacen de viejas heridas del pasado que se mezclan con las diferentes perspectivas sobre cómo cuidar del familiar.

Los conflictos también se pueden presentar porque cada miembro de la familia tiene una relación distinta con la enfermedad y, mientras que unos ven las dificultades del día a día y buscan una manera de acompañar desde la conciencia de la pérdida, otros siguen viendo a su familiar como siempre, simplemente con algunos fallos de memoria. Por lo tanto, todos estos conflictos familiares no sólo se convierten en un motor de sobrecarga para la persona cuidadora, sino que pueden intensificar los síntomas que ya se han manifestado a raíz del cuidado.

Probablemente te estarás preguntando si la sobrecarga engloba todo esto. Pues sí, estás en lo cierto, aunque no a todas las personas les afecta de la misma manera, ya que su intensidad dependerá de las ayudas que reciban, el estado evolutivo de la persona con demencia, las cosas que les pasan en la vida fuera del cuidado, las herramientas psicológicas que tengan, el apoyo social y el propio estado de salud de la persona cuidadora. Por este motivo, desde el rincón de escritura de mi hogar te pido nuevamente que reflexiones sobre cómo estás sintiendo la sobrecarga para que seas consciente de cómo interfiere en tu vida y así poder encontrar la manera de gestionarla. Recuerda siempre que el conocimiento de los síntomas de la demencia, las herramientas para ocuparte de la persona con demencia y acompañarla, el reconocimiento de lo que implica cuidar, permitirte sentir emociones y sentimientos, regalarte tiempo de calidad y pedir ayuda son aspectos esenciales en el camino para reducir la sobrecarga.

Voy a concluir esta reflexión con estas palabras que he escrito meditando sobre lo que creo que todas las personas cuidadoras necesitan saber.

La luz

Recuerdo esa luz que hacía la función de las hadas y me acompañaba en mi vida con sus alas sin ser consciente de lo efímero de los días.

La noticia llegó y mi luz se iba escondiendo en un lugar muy profundo de mi alma, corriendo, y ni tan sólo yo sabía que era tan hondo.

Dejé de brillar como un faro que se apaga, desorientándome en mi propia y personal desgana, olvidando que era yo quien debía escribir mi propia saga.

Visualicé mi luz y me di cuenta de que seguía estando dentro de mí, esperando a que despertara de la realidad donde me dormí y en la que me olvidé de mi esencia que yo misma temí.

Recordé la luz de mi ser para volver a lo que me describe y me llena, acompañada de la vida que habla de entender la ambigüedad que desencadena, donde hoy puedo caminar con la tristeza y sus amigas en la arena.

Hoy sé que quiero despertar y pedir ayuda para poder bailar y encontrar la coreografía que me permita ser yo y cantar diciendo que vuelvo a llenarme de mí, de mis cosas significativas, y a confiar.

Al final encontré mi luz, que me aplaudía al llegar, diciéndome que tenía que escuchar y parar para comprender de lo que nunca deberíamos escapar.

De mí.

2.2. La memoria y la sobrecarga de la persona cuidadora

> Sobrecargar la memoria ocasiona los mismos graves daños que no ejercitarla.
>
> Johann M. Sailer, religioso alemán

A mis dieciséis años mi mente era adolescente y no noté un declive en la memoria, aunque sí recuerdo que mi rendimiento académico bajó. Por aquel entonces tenía un móvil de pantalla verde que enviaba SMS con caracteres contados y me permitía jugar a la serpiente. En esa época no me preocupé por mi memoria, pero muchas personas cuidadoras me han dicho cosas como las siguientes: «Creo que me está fallando la memoria ¿Tendré...?» (y suelen bajar la mirada) o «Tengo miedo a estar desarrollando alguna demencia, porque me falla bastante la memoria». La memoria es una de las grandes preocupaciones de las personas cuidadoras y merece un espacio en este libro.

Lo primero que debemos asumir es que el cuidado de una persona con demencia es una situación compleja de gestionar a la que se le suman otras responsabilidades de la vida diaria. En una formación que di una chica me dijo: «Yo soy de la generación sándwich, ya que estoy en el medio del cuidado de mi madre y de mi hija», a lo que añadió que sentía culpa por no poder estar cuidando lo suficiente a ambas.

Esta persona, como muchas otras, aparte de esta situación tiene amistades, responsabilidades laborales o una pareja que también son importantes en el proceso. Otras personas se sentirán como en un sándwich porque les gustaría disfrutar con sus nietos, estar con sus amigos, ir al cine, ir a clases de yoga, caminar, hacer algún viaje o incluso trabajar. Todo esto, además de lo explicado hasta ahora, provoca estrés como una respuesta adaptativa de nuestro maravilloso cuerpo para poner en marcha los recursos energéticos para solucionar una demanda del medio. ¿Qué tipo de demanda? En este caso, cuidar.

Los efectos del estrés en la memoria dependen de su intensidad y su duración. El estrés en estados puntuales puede incluso promover los procesos de aprendizaje y memoria, tal y como demostraron Larry Cahill y James L. McGaugh en su hipótesis de modulación emocional de la memoria. No obstante, el aumento de la duración y la intensidad del estrés genera modificaciones morfológicas en el cerebro y da lugar a la muerte celular y a la supresión del nacimiento de nuevas neuronas. Diversos estudios han demostrado que la exposición a un estrés prolongado en el tiempo puede promover la lesión de las neuronas hipocampales, con lo cual se vuelven más vulnerables a los cambios y pueden morir ante otros factores ambientales. En este sentido, debemos tener en cuenta que el hipocampo es la estructura con forma de caballito de mar que nos permite almacenar las memorias, con lo cual se convierte en el mayor responsable de la consolidación y el archivo de nuestro gran almacén de la memoria, y de ahí que sea tan importante en la investigación sobre la memoria y el aprendizaje.

Teniendo en cuenta todo lo que te acabo de explicar —y no entraré en explicaciones sobre mecanismos neuronales u hormonales—, es normal que las personas cuidadoras presenten olvidos vinculados con las compras, tareas pendientes, información de conversaciones o el nombre de alguien. Estos olvidos pueden aparecer en relación con cosas que han ocurrido recientemente o bien pueden plasmarse en la dificultad de recordar información de hace tiempo, ya que si el hipocampo está afectado por el estrés también puede dificultar el proceso de recuperación de la memoria. De hecho, el estudio de Pacheco Estefan y otros (2019) corroboró por primera vez que la recuperación de la memoria episódica en humanos se basa en interacciones representacionales coordinadas en la red hipocampal-neocórtex. Estos datos nos permiten entender cómo afecta el estrés prolongado a la memoria y que necesita nuestra responsabilidad para que las neuronas que habitan estas zonas puedan vivir y moverse con el baile que las identifica. Con toda esta explicación no he pretendido asustarte en ningún momento; simplemente quiero que sepas que los fallos de memoria pueden deberse al estrés continuado derivado de la sobrecarga del cuidado de la persona con demencia y que tu cerebro te necesita para poder funcionar al ritmo de su melodía.

No obstante, existe una estructura con forma de almendra en nuestro cerebro que tiene un papel fundamental en el significado emocional de las experiencias que recordamos: la amígdala. Esta estructura también se asocia con el estrés que viven las personas cuidadoras, ya que hoy sabemos que las situaciones estresantes pueden favorecer las memorias del cerebro, pero también pueden causar un deterioro de los recuerdos mediante la comunicación de esta almendra cerebral con otras áreas del cerebro. De hecho, las dificultades en la memoria se originan porque la exposición a un agente estresante justo antes de lo que queremos retener interfiere en la consolidación de la memoria, y la amígdala muestra una relación con la memoria de trabajo, la utilización de estrategias de memoria, la memoria semántica, el recuerdo de nuestra vida y el *priming* (la preactivación de una respuesta a partir de un estímulo), entre otras áreas relacionadas con la corteza prefrontal. Teniendo en cuenta el alcance de lo que puede hacer la amígdala y la influencia del estrés sobre ella, es normal que la memoria se muestre afectada.

Lo dicho hasta ahora permite entender cómo la situación de estrés que vive una persona cuidadora puede afectar a la memoria, desde la consolidación de ésta hasta la propia recuperación de recuerdos. La buena noticia es que cuando la afectación de la memoria es por estrés se aleja de la posibilidad de que las dificultades mnésicas se deban a un inicio de proceso de demencia. Todo lo que acabas de leer, y mucha más información que puedes encontrar en diversos artículos científicos, te permite entender que tu estado es normal y humano teniendo en cuenta la situación en la que estás. Sin embargo, de la misma manera que te digo todo esto para que comprendas lo que estás viviendo, también te digo que tienes la responsabilidad de crear un bosque neuronal que sea sano para ti. Por eso quiero recordarte las palabras de Santiago Ramón y Cajal:[13] «Todo ser humano, si se lo propone, puede ser el escultor de su propio cerebro». Lo que el Nobel navarro quería decir es que tenemos la capacidad de crear un futuro más sano si realmente lo deseamos y nos lo proponemos.

Dicho todo lo anterior, seguramente te estarás preguntando: «¿Qué hago para mejorar mi caballito de mar y mi almendra?». En realidad, la pregunta correcta sería «¿Qué puedo hacer para tener una buena relación con el estrés y reducir el impacto en la memoria y el aprendizaje?». A continuación encontrarás un listado de recomendaciones que te aconsejo que leas con calma, reflexiones sobre ellas y empieces por la que tu instinto te guíe. No intentes hacerlo todo de golpe, porque eso

---

13. Médico español especializado en Histología y Anatomía Patológica y considerado el padre de la neurociencia. Recibió el Premio Nobel de Medicina el 25 de octubre de 1906.

puede ser frustrante: ponte objetivos que puedas alcanzar y comienza. Quien da el primer paso con un 1 por ciento y es persistente siempre acaba llegando al cien por cien.

> **Recomendaciones para abrazar tu memoria**
>
> - Identifica los síntomas de la sobrecarga que estás viviendo. Entenderlos te ayudará a conocer mejor cuáles son tus estresores.
> - Tu estrés no retrocederá eliminando el foco de estrés; eso no funciona, porque tu familiar necesita cuidados. Es importante que establezcas prioridades y decidas cómo quieres cuidarte.
> - Empieza a aceptar que el hecho de estar cuidando mucho tiempo no significa cuidar mejor. El aumento del estrés empeora la calidad del cuidado y del autocuidado.
> - Practica la meditación y técnicas de relajación. Esta recomendación no tiene nada que ver con la religión, como piensan algunas personas, sino que es una práctica que la ciencia no para de validar como beneficiosa para la gestión del estrés. En este sentido, entre muchos otros científicos, te recomiendo que escuches charlas y conferencias de Nazareth Castellanos[14] y Mario Alonso Puig[15] sobre la meditación y la salud.
> - Aliméntate de manera sana. Todo lo que comes tiene una relación con tu salud mental.
> - Haz ejercicio de manera regular. Adapta el ejercicio a lo que te guste, ya que el movimiento ayuda a tener otra perspectiva de la realidad, a conectar contigo y a mimar el cuerpo, que lo necesita
>
> 14. Licenciada en Física Teórica y doctora en Neurociencia por la Facultad de Medicina de la Universidad Autónoma de Madrid.
> 15. El doctor Mario Alonso Puig ejerció como médico especialista en cirugía general y del aparato digestivo durante veinticinco años en Estados Unidos y España. Hoy se dedica a la investigación y la docencia en el campo del desarrollo personal y profesional.

mucho. Moverte es vida.
- Acepta que no tienes el control de la enfermedad y libérate de esa culpa que tanto viene a visitarte. Rompe con las viejas y falsas creencias para acercarte a lo que te mereces: cuidarte.
- Dedícales tiempo a tus amistades y potencia tu actividad social.
- Comparte y expresa cómo estás viviendo la situación. Muchas personas dicen: «Está todo el día dando vueltas y preguntando lo mismo», cuando en realidad seguramente quieren decir: «Estoy agotada y triste con esta realidad». Comparte lo que sientes, ya que expresar tu viaje interior siempre es más transformador. Sé que no es fácil, pero puedes ir practicando.
- Ponte expectativas realistas. «Quiero que mi familiar esté alegre» no es una expectativa realista, ya que la alegría de tu familiar no depende de ti. En cambio, «Quiero brindarle el bienestar que le puedo ofrecer con las herramientas que tengo» es una expectativa realista. Dar lo que podemos y tenemos es más sincero que intentar conseguir cosas que no dependen de nosotros mismos, y cuando buscas algo que no está en tus manos tu estrés aumenta.
- Expresa tus emociones a tu manera. Puede ser escribiendo, pintando, cantando, decorando, hablando con un amigo o como te nazca del alma. Cada persona tiene su propia manera de expresar lo que siente, de modo que te recomiendo que busques la tuya. Te confieso que mi manera de expresarlas es escribiendo a mano o con amigos.
- Pon el foco de atención en lo que sí puedes hacer y abandona lo que no.
- Mantén una buena higiene del sueño y busca momentos de descanso durante el día.
- Pide ayuda, pide ayuda y pide ayuda. Lo repito porque sé que cuesta. Pide ayuda tanto para derivar el cuidado de tu familiar como para tener momentos de conexión contigo. Pide ayuda para ti.
- Recuerda que con escucharte no es suficiente; tienes que hacerte caso.

2.3. El cuerpo durante el cuidado

> No sólo es mítica la separación entre cerebro y mente: también parece serlo la disociación entre cuerpo y mente. La mente está imbricada en el cuerpo —en el sentido pleno de la expresión—, no sólo en el cerebro.
>
> António Damásio, neurólogo

En el año 2012 visité China por primera vez, después de un sueño que me hizo subirme a un avión con destino Pekín en vez de Katmandú, en Nepal. La verdad es que nunca he estado en Nepal, pero sí que volví a China en el 2019, no sin antes poner los pies en la India, donde viví una experiencia difícil de explicar y bonita de sentir. Los viajes me cambiaron, o yo me dejé transformar por ellos. Caminé por muchísimos parques donde diversas personas de todas las edades bailaban, hacían deporte y jugaban a juegos de mesa. Me pasé horas observando y admirando la manera que tenían de cuidarse y mimar su cuerpo, y era tanta la admiración que sentía por sus movimientos que un señor me vio a lo lejos y me invitó a bailar en una preciosa pérgola. Empezó a invitarme en la distancia con un juego de manos mientras yo le decía que no, pero como no fue suficiente, decidió venir a buscarme. La experiencia de observar cómo cuidaban el cuerpo con bailes, músicas, juegos y comida sana me hizo fijarme en su cara, y en ella vi el reflejo que se transmite cuando una persona se cuida de verdad: una piel alegre y miradas de paz. Otro de los momentos que viví que me hizo reflexionar sobre la importancia de cuidarse fue cuando vi a diversas personas practicando taichí en Guilin.

Comparto contigo estas experiencias porque fueron las primeras que me hicieron darme cuenta de la importancia de cuidar y respetar el cuerpo. No te voy a pedir que salgas a bailar a la plaza Mayor de tu pueblo ya mismo, pero sí que reflexiones sobre el hecho de que el cuerpo nos necesita y nosotros lo necesitamos a partes iguales. En este viaje también fue la primera vez que vi a gente practicar taichí y *chi kung*, unas disciplinas desconocidas a mis veintidós años, pero que me atraparon por la calidez y la tranquilidad que desprendían las personas que las practicaban. Sinceramente, lo que más me sorprendió fue su sonrisa, que transmitía una serenidad que te llegaba de manera inevitable. Resulta imposible no pensar que el movimiento tiene una repercusión positiva en la salud mental.

Actualmente sabemos que para que una persona cuidadora pueda transitar el camino del autocuidado también necesita conocer los beneficios del movimiento y la alimentación, que son unas herramientas fundamentales para reducir el impacto de la sobrecarga. Nazareth Castellanos dijo: «Gran parte de la información visceral que surge desde el intestino desemboca en estructuras subcorticales del cerebro, impactando en la dinámica neuronal de áreas involucradas en la emoción y el estado de ánimo como son la amígdala, el hipocampo, la corteza cingulada y, más tarde, la corteza prefrontal». A esta explicación de la importancia de entender la relación entre el intestino y la psicología añado las palabras del estudio de Barbosa y Urrea (2018), quienes concluyeron que «[...] las participaciones basadas en la actividad física son de eficacia probada y asociadas positivamente en las intervenciones en salud mental». También señalan que existe suficiente evidencia teórica sobre los beneficios en variables emocionales y físicas, entre los que destacan una mejora de la gestión de la ansiedad y la depresión y la disminución del estrés.

Cuidar el cuerpo también pasa por tener momentos que te llenen de lo que a ti te ilusiona, ya sea un buen libro, ir al cine, visitar un museo o pasearte por una floristería para encontrar la flor que más encaje con tu hogar. En este punto quiero compartir que en Bruselas los médicos están prescribiendo visitas a museos y actos culturales para cuidar la salud mental, ya que la cultura tiene un peso considerable en el cuerpo, la mente y el alma. Eso también es cuidarse y honrar el cuerpo, ya que cuando lo llenas de lo que necesita él mismo va enviándote señales de equilibrio y diciéndote que eso que haces está bien. Sin embargo, puede ser que en ese momento también te invada la culpa porque sientes que no deberías estar disfrutando mientras tu familiar está en casa. Ya hablaremos de la culpa más adelante, pero quiero avanzarme para decirte que mereces tener un momento de paz, que cuidarte también forma parte del cuidado de tu familiar, que necesitas descansar, que te mereces conectar contigo y que tu familiar seguramente está mejor de lo que te imaginas mientras tú te cuidas. Muchas personas cuidadoras se resisten a cuidarse porque perciben a su familiar como alguien que sufre constantemente, cuando en realidad en muchos casos sufre más la persona cuidadora por no cuidarse, mientras que su familiar vive en su realidad de una manera más tranquila de la que imaginamos. Una vez más, la mente nos engaña y la creemos.

Cabe destacar que la investigación de Gilhooly y otros (2016) concluyó que el hecho de ser una persona cuidadora está asociado al estrés psicológico y a una mala salud física, y especificó que tener estrategias de afrontamiento basadas en centrarse en la realidad, la aceptación y el apoyo socioemocional resultaba clave para tener beneficios en términos de salud mental. Teniendo en cuenta que este investigador corrobora las consecuencias negativas en la salud física, es importante reafirmar la importancia del movimiento en las personas cuidadoras, con el objetivo de reducir ese impacto en la autonomía, el mantenimiento y la prevención de diversas enfermedades. No obstante, la salud física va mucho más allá, ya que, gracias a los diversos estudios científicos, hoy sabemos que la actividad física contribuye a mejorar nuestra salud mental.

Asimismo, quiero incidir especialmente en la importancia de la salud física como elemento terapéutico que tiene efectos muy beneficiosos en la gestión de los síntomas asociados a la sobrecarga de las personas cuidadoras. Como psicóloga que se preocupa por el bienestar de las personas creo que es fundamental poner en valor el ejercicio físico en el esquema terapéutico y ampliar la perspectiva para comprender la repercusión que tiene el movimiento en cómo sentimos, vivimos y resolvemos el proceso de cuidar. Considero que la actividad física tendría que ser un elemento que deberíamos tener mucho más en cuenta en nuestra relación con la salud mental, ya que diversos estudios han confirmado el gran beneficio del movimiento para rebajar los síntomas de ansiedad, depresivos y de angustia que afectan a las personas cuidadoras. En este sentido, quiero recordarte que el ejercicio aeróbico, como caminar, el yoga, el pilates, montar en bicicleta o hacer entrenamiento de resistencia, es uno de los ejemplos que la ciencia ha confirmado como beneficiosos, entre otras actividades que nos remueven positivamente.

Te voy a confesar una cosa: a mí no me gusta nada correr, soy mucho más de caminar rápido o de hacer ejercicio en la elíptica en invierno, pero recuerdo una tarde en la que estaba enfadada con la realidad que estaba viviendo y lloraba de rabia por la impotencia ante la situación. ¿Sabes qué hice? Me vestí, me puse las zapatillas deportivas y me fui a correr porque sabía que necesitaba el movimiento en mi vida, y reconozco que lloraba mientras corría. Fue maravilloso. Sin embargo, mis mayores aliados en la actividad física en mi día a día son el caminar rápido y el yoga. Son dos grandes amigos que me ayudan a equilibrarme y que combino con la escritura y la meditación, pero ése es otro tema. ¿Cuáles son tus grandes aliados en la actividad física? Si los tienes, fantástico, ¡sigue con tu rutina! Si no es así, reflexiona sobre cuál sería la actividad física con la que más te identificas, planifica cómo puedes llevarla a cabo con la derivación del cuidado y disfruta de los beneficios de sentir el movimiento.

Volviendo a mi viaje a China y recordando a las personas que practicaban lo que yo no sabía describir en ese momento, quiero compartir contigo que la práctica de *chi kung*, taichí, pilates o yoga es beneficiosa para nuestra salud mental. Esto es algo que se descubrió hace muchísimos años, pero ahora la ciencia lo ha confirmado. Estas prácticas han demostrado tener beneficios tanto en la salud física como en la mental, con lo que han terminado formando parte de la prevención y los tratamientos para la depresión y la ansiedad.

En este sentido, recuerdo que hace unos años acompañé a una persona en un proceso de duelo, y ésta manifestaba que sentía un miedo muy significativo al cambio que estaba viviendo y una desconexión de sí misma. Aparte del acompañamiento que le brindé, le recomendé la práctica del yoga, además de continuar con un control nutricional, así como la necesidad de un mayor contacto social. Este señor se apuntó a yoga y me demostraba su agilidad con posturas de yoga en la consulta para que lo creyese, y un día le pregunté: «¿Cómo te sientes cuando practicas yoga?». Él respondió: «Vuelvo a ser yo». En realidad volvía a ser él porque se estaba respetando, escuchando y cuidando, pero también porque el yoga estimula la percepción de nosotros mismos, lo cual también es un beneficio de las otras prácticas orientales mencionadas. Por lo tanto, la actividad física y la salud mental están unidas en un camino que cada vez estará más presente en diversas especialidades clínicas, o al menos eso espero poder ver.

Ahora bien, es probable que más de una persona esté pensando: «Todo esto es muy bonito, pero no tengo ganas». Te entiendo, porque a mí también me pasa, pero no puedes esperar las ganas porque no van a llegar; eres tú quien debe ir a buscarlas. De acuerdo, ¿y cómo se buscan? Derivando el cuidado de tu familiar, entendiendo que tú también debes cuidarte para poder cuidar, recordando los beneficios del ejercicio físico que te he explicado, escribiendo cómo te sientes cada vez que finalizas la actividad física para leerlo cuando no tengas ganas de hacerla, dejando la ropa de deporte a punto para que el cerebro tenga una excusa mejor y, por encima de todo, poniéndote en valor. Tu cuerpo y tus neuronas merecen movimiento, ¿se lo vas a negar?

En resumen, la postura tiene una repercusión en la capacidad de memoria; los pies tienen un reflejo en la columna y los pensamientos tienen alcance en los intestinos, y podría seguir con una larga lista, pero lo que quiero transmitirte es que te cuides en todos los ámbitos de tu vida y que debes aprender a elegir muy bien lo que le permites al cuerpo. Disfruta del sol en pleno invierno, agradece tu existencia, emociónate con una canción, canta (aunque desafines como yo), camina, estira, pinta si te apetece, abrázate (literalmente), disfruta de un masaje y deriva el cuidado de tu familiar. Te mereces y te necesitas. Cuidarnos es una gran responsabilidad en nuestra vida.

2.4. El poder del entorno social en tu vida

Mientras noto los pocos minutos que nos quedan de sol hasta que se abra paso el brillo de la luna oigo como en la calle las personas intercambian palabras. Unas personas mantienen una conversación que a lo lejos se percibe que no es muy profunda, pero otras ponen el brillo de su mirada en la escucha de cada palabra del otro, como si de la luna llena en plena noche se tratase. Qué bonita es la sensación cuando alguien te abraza con la mirada y te dice que está a tu lado con sólo escucharte. Qué bonita es la energía que transcurre con sólo el hecho de sentirnos queridos y acompañados, ya sea por un amigo o un vecino. Qué bonito es saber y reconocer que somos seres vinculares y que se nos dieron dos brazos para poder abrazar.

El ser humano no podría existir sin el vínculo, sin el amor. Te explico esto porque solemos dar por hecho que siempre tendremos un vínculo social, pero realmente no es así, ya que en el caso de las personas cuidadoras existe un riesgo de aislamiento y una necesidad de apoyo social que deben ser mencionados en estas páginas para poder actuar en consecuencia. De hecho, el estudio de Moral y otros (2011) afirma que la falta de apoyo social facilita la aparición de agotamiento emocional, vulnerabilidad al estrés y deterioro de la salud de la persona cuidadora. Asimismo, el agotamiento emocional es una de las dimensiones más influyentes en las personas que cuidan, y genera una afectación en el estado general de la salud de éstas, según los resultados de las investigaciones de Calabuig, Cacomba-Trejo y Pérez-Marín (2021) sobre el agotamiento y la salud.

Para reconocer que precisas apoyo social es importante que entiendas que puedes sentir la necesidad de recibir más apoyo más allá de tu entorno familiar, ya que el hecho de tener personas a tu alrededor no garantiza que el apoyo social esté cubierto. De hecho, esta necesidad es la que más se repite en los grupos de acompañamiento y talleres en los que he participado, ya que son espacios en los que diversas personas cuidadoras comparten su experiencia, sus emociones y se sienten comprendidas entre iguales. En esos momentos se pueden oír frases como las siguientes: «Aquí siento que me entienden», «Aquí me escuchan», «Es un alivio compartir lo que siento sin que me juzguen», y podría seguir con unas cuantas frases más que hablan de la compasión y la energía del grupo.

Sin embargo, más allá de la maravilla de apoyo social que se vive en un grupo de acompañamiento, también puedes encontrar respaldo social en ese amigo al que ves poco y que sabes que está a tu lado, en ese familiar con el que te sientes libre de expresar tus emociones o en esa persona cuidadora que hace años cuidó de su familiar y que es probable que esté encantada de ayudarte con una buena charla. Sé que te encantaría sentir más acompañamiento por parte de ciertas personas, pero no puedes anclarte esperando el apoyo social de alguien que no puede dártelo en ese momento: tienes que dar un paso al frente y valorar el sostén que sí tienes a tu lado, así como también buscarlo en los recursos que te iré brindando.

Hablar del apoyo social que necesitas también pasa por aceptar que hay personas que no podrán escucharte porque es muy probable que no tengan los recursos psicológicos necesarios para atender tu dolor. No es culpa tuya ni de nadie; simplemente esa persona ha vivido una historia que la ha llevado a tener unos recursos que no son suficientes para poder digerir la tristeza, la rabia o el miedo que siente cuando te escucha relatar tu camino. Es muy probable que esa clase de personas no tengan nada en tu contra, aunque muchas personas cuidadoras lo piensen; es sólo que no saben actuar mejor en esas situaciones y suelen evitar hablar de ciertos temas diciendo frases como «No estés triste», niegan la existencia de ciertas cosas con afirmaciones como «Lo veo demasiado bien» o a veces simplemente dejas de verlas porque su manera de afrontar la realidad es la huida. Entiendo que te duela, porque yo misma pasé por este camino, pero si profundizamos en la persona mediante la compasión casi siempre acabaremos descubriendo que sus heridas emocionales no sanadas no le permiten soportar tu dolor y el dolor de la pérdida. Entender que estos actos son propios de sus recursos de afrontamiento psicológico es fundamental para tu proceso, ya que entiendo que te duela no recibir ese apoyo de alguien a quien quieres, pero recuerda que no es algo personal: esa persona está librando su propia batalla y es probable que su camino sea bastante incómodo. Mi gran recomendación en este sentido es que trabajes tu compasión hacia esa persona, que no la obligues a estar si no puede y, aunque sé que cuesta, acepta que no puede darte ese apoyo que necesitas. Trabajar este aspecto es un alivio.

Este viaje hacia el apoyo social también nos lleva a centrarnos en el círculo familiar, ya que el diagnóstico de la demencia afecta inevitablemente al núcleo de la familia, en el que cada persona asumirá diversos roles, iniciará su propio proceso y se irá adaptando a la realidad a su manera con las herramientas que tenga. Cada persona tendrá su propia manera de relacionarse con la demencia, en función del vínculo con la persona, su historia de vida previa, los recursos psicológicos trabajados, las expectativas que tenga en relación con la demencia o las responsabilidades que asuma. Los roles de cada persona en el cuidado y la relación familiar que se establezca entre ellas generarán que cada una tenga su propia vivencia a lo largo de la evolución de la demencia, y también se deberá tener en cuenta la comunicación entre los miembros de la familia durante la evolución de los síntomas.

Cuando no se recibe el apoyo familiar necesario es fundamental hacer un trabajo de comprensión de la realidad de esa persona para aceptar lo que puede o no puede ofrecer, poniéndonos en su lugar y dejando de lado nuestras creencias y nuestros pensamientos. Ésta es una tarea difícil, pero sumamente necesaria. Ampliar la perspectiva y comprender estas situaciones es abrirnos a la flexibilidad mental de adentrarnos en el dolor de la otra persona y comprender que quizá un hermano no está más presente en el cuidado porque el dolor de la pérdida lo bloquea, que un hijo está lejos y siente culpa porque no puede estar presente el tiempo que le gustaría, o la persona cuidadora principal siente rabia por no atreverse a explicar lo que realmente está experimentando. En realidad cada persona está viviendo su propia experiencia y es importante entender que a veces no se recibe el respaldo familiar porque la persona simplemente no puede ofrecerlo, y en ocasiones también sucede que la otra persona no quiere participar y debemos aceptarlo.

La falta de apoyo familiar y social muchas veces genera conflictos que pueden nacer por los siguientes motivos:

- La persona cuidadora principal se siente sola porque no recibe el apoyo familiar o social que necesita, pero cuando profundizamos en esa persona resulta que en la mayoría de los casos no ha verbalizado ese deseo. Muchas personas me dicen: «No he dicho nada porque tienen demasiado trabajo», «No quiero molestar», «No es para tanto», «Sólo te lo he comentado, pero no tiene mucha importancia». ¿Que no tiene mucha importancia? Claro que la tiene, porque el sentimiento de soledad tiene unos efectos directos sobre la salud. Si no se comparte lo que se necesita, es imposible que los demás puedan saberlo. Reflexiona sobre lo que necesitas y busca un momento para compartirlo, y si es tu familiar quien no te lo está explicando, busca un momento y pregúntale: «¿Qué necesitas? ¿En qué crees que puedo ayudarte?».
- Hay familiares que se alejan del cuidado, e incluso de cualquier tipo de contacto porque les cuesta digerir el dolor de la pérdida que están viviendo. Son personas que creen que la distancia aliviará el dolor que sienten y realmente sufren por la situación, pero las personas

cuidadoras viven esta realidad desde el abandono. Yo misma pasé por esto y me sentí abandonada, hasta que me di cuenta de que esa persona se alejaba porque su manera de lidiar con el dolor la llevaba a evitar la realidad, lo cual le provocaba un sufrimiento que en realidad desembocaba en la culpa. Hacer este trabajo de compasión es fundamental para alejarse de los conflictos.
- La dependencia de la persona lleva a la familia a tomar decisiones en relación con su cuidado, y pueden surgir conflictos basados en las diferentes opiniones al respecto, lo cual afecta al apoyo social recibido. En este tipo de situaciones se recomienda hablar desde la tranquilidad, dejar de lado temas externos al cuidado, potenciar el diálogo y centrar la decisión en el bienestar de la persona con demencia y la persona cuidadora principal. Recuerda que la persona cuidadora principal es quien tiene la información más verídica de lo que realmente está ocurriendo.

Los puntos anteriormente citados ponen de manifiesto las diversas dificultades por las que pasan muchísimas familias durante la evolución de la demencia, cuando el apoyo familiar disminuye porque empiezan a escocer viejas heridas que no cicatrizaron. Menciono este aspecto porque lo considero fundamental, ya que muchas familias expresan tener menos respaldo familiar como consecuencia de la demencia, cuando en realidad es la propia demencia la que invita a curar viejas heridas. Lo que quiero decirte es que a veces las enfermedades de este tipo invitan a reflexionar sobre aspectos que ocurrieron en el pasado y que se manifiestan en todo su esplendor en el presente, puesto que el dolor de la pérdida progresiva hace brillar lo que había permanecido oscuro durante tanto tiempo.

En el caso de familiares que se apartan y que responden con una negación a cualquier intento de diálogo, lo indispensable es aceptar su negativa y trabajar la compasión con las herramientas que ya hemos mencionado. Sin embargo, si eres tú la persona que se encuentra en un estado de negación y evitación de la realidad, te invito a que reflexiones sobre qué te dice tu dolor, qué te hace alejarte y qué heridas han quedado abiertas, con el objetivo de encontrarte y dejar que todo fluya. Lo que he querido compartir contigo es que el apoyo familiar no siempre es el que nos gustaría e intentar forzar lo que no es posible sólo te llevará a la frustración. Sin embargo, si lo aceptas, aunque no te guste la realidad, hallarás la paz y las puertas para encontrar el apoyo social que te mereces.

Tal y como afirman Bermejo y otros (2023) el duelo en las personas cuidadoras tiene un impacto significativo en la salud y se asocia a una mayor sobrecarga, síntomas depresivos y aislamiento social. Centrándonos en este último aspecto, es importante que las personas cuidadoras reflexionen sobre las personas que tienen a su lado y las anoten en un papel para tomar conciencia de ellas. Cuando hago esta reflexión la gente se me queda mirando y me dice: «¿En serio?», o «Me sobra papel, porque con una o dos personas lleno el listado». Reconozco que dentro de mí habita una sonrisa de satisfacción cuando veo que el listado se alarga, aunque las personas no se den cuenta ni sepan que van a escribir más. Admito también que me encantaría ver tu cara ahora mismo, mientras piensas «¿Tengo que hacerlo?» (aunque espero que no lo hagas). No es ninguna obligación, pero sí que es una recomendación que te hago desde mi rincón de escritura.

Coge un papel y un bolígrafo y escribe «Listado de emergencia» (o como quieras llamarlo) y luego apunta aquellas personas que sientes que te abrazan, te escuchan, te respetan y con las que puedes contar cuando las necesitas para tomar un té entre lágrimas o enfados; las que te preguntan «¿Cómo estás?» o las que simplemente se preocupan por ti. Cuando lo tengas te voy a pedir que vuelvas al listado y reflexiones sobre si te estás dejando a alguien. Normalmente no incluimos a esos amigos o familiares a los que no vemos mucho, o a ese camarero con el que intercambiamos historias de nuestra vida, aunque sabemos de sobra que están ahí para escucharnos y ayudarnos, a pesar de que no marquemos mucho su número de teléfono o no los tengamos muy en cuenta. Reflexiona y tómate unos minutos para acabar el listado. Una vez que lo termines piensa en las veces que llamas a esas personas o las tienes en cuenta en tu proceso y, si lo consideras adecuado, llámalas. Guarda ese listado en un lugar visible para recuperarlo siempre que lo necesites. No se trata de la cantidad de personas, sino de la calidad de ese vínculo, y muchas personas cuidadoras se sorprenden porque no habían contado con alguien en concreto. En mi caso, hay una camarera de una cafetería que me conoce desde hace quince años y cada día me pregunta: «¿Cómo estás?», y a veces, cuando nos quedamos más a solas, nos contamos intimidades. Eso también es apoyo social.

En la línea de lo anterior, también es importante que busques respaldo social fuera de tu círculo para conocer otras realidades de personas cuidadoras como tú. Hace unos días, en uno de los talleres grupales, una participante dijo que ella era muy reticente a los grupos de acompañamiento, pero que se había apuntado porque se lo recomendó el médico del centro de atención primaria. Asistió sin saber qué encontraría exactamente allí, pero salió sorprendida en positivo, porque se dio cuenta de que el hecho de compartir la experiencia con personas que estaban viviendo lo mismo que ella era un apoyo emocional esencial. Asimismo, también comentó que el hecho de compartir sus emociones y no sentirse juzgada hizo que se diera cuenta de que todo lo que sentía es humano, con lo que había sido un proceso de aceptación de su camino que la había ayudado a caminar el sendero de una manera más sana.

En estos grupos también se habla de la evolución de la enfermedad, de herramientas para el día a día y de otras inquietudes que surgen en el camino del cuidado, por lo que se convierte en un sitio de apoyo emocional esencial para las personas cuidadoras. También es un espacio para poder ayudar a otras personas, ya que tu propia experiencia y los recursos que has utilizado pueden servirles a los demás, y el hecho de ver cómo puedes brindar apoyo social también es algo beneficioso para ti. Al final los grupos de acompañamiento acaban convirtiéndose en un espacio de comprensión, empatía, apoyo, aceptación, respeto y momentos de sentido del humor (por muy raro que pueda parecerte, también es posible y necesario encontrar el sentido del humor en estas situaciones).

Te confieso que yo asistí a un grupo de acompañamiento por un tema personal, y el amor y la ayuda emocional que encuentras son sumamente necesarios. Sin embargo, si eres de las personas que están pensando «No tengo por qué ir a explicar mis cosas», «Yo no necesito eso», «Me da vergüenza» o «Me cuesta dar el paso», déjame decirte que es normal que lo pienses, porque tal vez nadie te ha explicado que no tienes por qué contar tu vida entera, ni mucho menos. Se trata de explicar lo que te apetezca y escuchar otras realidades y, si sientes que no quieres intervenir, no te obligues, pero da el primer paso y al menos permítete regalarte ese momento para ti; luego ya decidirás hasta qué punto quieres intervenir. Como te he dicho, es un espacio de autocuidado interno donde encontrarás herramientas y personas que seguramente estén pensando lo mismo que tú («¿Qué estoy haciendo aquí?»), pero luego verás que tienen las mismas necesidades que tú: ser escuchadas, acompañadas, tener más información y comprender mejor la realidad para tener recursos.

Al escribir estas palabras he recordado el caso de un señor de unos setenta años que asistió el primer día casi obligado por su hija, ya que ella lo apuntó e hizo todos los trámites. Aunque esto no es lo más conveniente, porque tiene que ser la misma persona quien decida asistir, en este caso funcionó, ya que el señor acabó diciendo «¡Qué bien me sienta venir a las sesiones!», «Cada vez que llego aquí sonrío» u «Os voy a explicar mi semana, porque ha sido muy complicada», cuando en realidad él no tenía ningún tipo de interés en asistir. Esto es la energía y la fuerza del grupo de acompañamiento. La gran mayoría pone todo el peso en el psicólogo o la psicóloga que lo gestiona, pero los psicólogos sabemos que la unión y la fuerza más importante están en las personas que participan. Las dos personas de las historias que he mencionado y yo, como participantes de un grupo de acompañamiento, te recomendamos que pongas el primer pie en uno de ellos; el segundo ni te darás cuenta de que ya está dentro.

Es por todo lo que acabo de explicarte que te pido que valores la importancia del apoyo social en tu vida como método preventivo para tu salud. El aislamiento social es algo en lo que la persona cuidadora va cayendo de manera muy sutil y casi sin darse cuenta, dejando de lado eso que tanto le llena, como puede ser cuidar las plantas, escuchar música en la cocina, ir a la cafetería que tanto le gusta, hacer deporte o quedar con unos amigos para compartir un buen rato. Esas cosas son las que se ponen en riesgo cuando se cuida a alguien con demencia, y resulta fundamental ponerlas en valor para que no pasen a la cola de la lista de pendientes en la vida. Sé que a veces resulta difícil derivar y que las renuncias forman parte de este camino, pero desde aquí te pido que busques ese apoyo que te mereces con las herramientas que te he dado, puesto que todas son esenciales mientras cuidas de tu familiar y te cuidas a ti.

Seguramente te estarás preguntando dónde puedes preguntar para recibir ese apoyo social. A continuación, comparto el listado de sitios a los puedes llamar y preguntar:

- Asociaciones y fundaciones de la enfermedad de Alzheimer y otras demencias. Encontrarás el listado al final del libro.
- Pregúntale al trabajador o a la trabajadora social de tu zona sobre los grupos de acompañamiento a personas cuidadoras y los servicios que conozca.
- Pregúntale a tu médico de cabecera, por si conoce algún recurso.
- Pregunta en el centro cívico de tu zona para saber si tienen grupos de acompañamiento o charlas sobre estos temas.
- No te quedes sólo con la experiencia del grupo y procura mantener el contacto con esas personas cuidadoras que te acompañan tan bien. Habla con ellas y planificad un buen desayuno, una comida o una cena.
- Elige un sitio bonito para hablar con una persona a quien quieres sobre tu realidad. Deriva el cuidado y regálate un momento para ti. Tal vez de este modo te estarás regalando ese momento de apoyo emocional que tanto necesitas.

Por todo lo mencionado hasta aquí quiero decirte que soy muy consciente de que puede resultar incómodo leer este apartado del libro, ya que te invita a ponerte en marcha y empezar a generar un cambio. Estos pasos te invitan a salir de la zona de confort para iniciar un camino de descubrimiento que te ayude a cuidar mejor, y casi sin darte cuenta te estarás haciendo un favor en lo que se refiere a tu propio crecimiento personal. Recuerda siempre que no es más fuerte quien aguanta, sino quien reconoce la necesidad de ayuda social y la busca. Eso es de valientes y de mirar las emociones a la cara para decirles que quien conduce el coche eres tú, mientras que éstas van de copiloto. Reconocer tu necesidad es, inevitablemente, un viaje hacia tu transformación como persona cuidadora.

2.5. Pedir ayuda es una herramienta poderosa

> Cuando ya no podemos cambiar una situación tenemos el desafío de cambiarnos a nosotros mismos.
>
> Viktor Frankl, psiquiatra y filósofo

Hace unos años mi pareja y yo estábamos caminando por las calles de Gifu, en Japón, buscando un templo que no conseguíamos encontrar. Teníamos el mapa en las manos e intentábamos entenderlo en plena digestión del ramen cuando una señora se paró y, sin que ningún idioma nos uniera, nos indicó hacia dónde teníamos que ir de una manera tan clara que ni la señora del GPS nos hubiese orientado tan bien. Mi sorpresa fue cuando nos dio las gracias, ella a nosotros, no sé cuántas veces. Entramos en una especie de lucha de gratitud en la que cada una daba las gracias a medida que nos alejábamos, y evidentemente ganó ella, porque siguió con su *arigatou gozaimasu* hasta que me callé porque pensé que hasta podía ser un insulto por mi parte darle las gracias por algo a lo que ella me había ayudado. Ese día recibí ayuda de una mujer desconocida sin pedirla, y fue ella quien me agradeció el momento en que le permití que me ayudase. Esta situación se convirtió en un aprendizaje en mi vida que me llevó a reflexionar sobre la importancia de pedir ayuda y dejarse ayudar. Por cierto, llegamos al templo y yo seguía sorprendida con aquella mujer y su cara de felicidad por haber tenido la oportunidad de ayudarnos. ¡Cuánto le agradezco a la vida haber experimentado esa oportunidad!

Con esta introducción, el título y el tema que tratamos anteriormente creo que ya sabrás hacia dónde nos estamos dirigiendo, y creo que también sé lo que puedes estar pensando: «Yo ya sé pedir ayuda», «Ya la he pedido» o «Ellos ya saben lo que necesito». Te pongo como ejemplo estas frases porque son las más repetidas y quiero pedirte que le des una oportunidad a este apartado, porque si algo me ha enseñado la vida es que a veces no sabemos pedir ayuda.

Te confieso que hace unas semanas le envié un audio a una amiga explicándole mi nubarrón mental con un tema íntimo y me salió del alma decirle «Te necesito» por primera vez en años de amistad. Muchas veces disfrazamos un «Te necesito» con un «¿Tomamos un café?» o buscando un momento para compartir. Pero ¿cuántas veces le hemos dicho a un amigo o a un familiar que lo necesitamos en esos momentos? ¿Cuántas veces les hemos dicho «Gracias, de corazón, por estar aquí»? Decir que necesitas hablar con alguien es una manera de pedir ayuda y abrirnos a la vulnerabilidad de la vida, que todos tenemos y que se hace más evidente en momentos complejos como la evolución de una demencia, ya que nos invita a conectar con lo que necesitamos, aunque a veces nos cueste dar el paso. Creo que es fundamental aceptar que todos necesitamos ayuda en diversos momentos de la vida, ya sea para explicarle a alguien que te está costando tomar una decisión, para compartir lo que sientes en una situación concreta, para pedir la derivación del cuidado o para tener tiempo de intimidad. Pedir ayuda es un acto de bondad hacia nosotros mismos que nos abre a la aceptación de la realidad, lo cual hace que todo lo que antes estaba bloqueado empiece a fluir.

Asimismo, el acto de pedir ayuda implica comprender las diversas modalidades de ayuda. Por un lado, se puede pedir ayuda física de la persona (acompañamiento, higiene...), pero también existe la ayuda emocional de un amigo o una amiga, el acompañamiento de alguien que te escuche. No obstante, también se puede pedir ayuda para las tareas domésticas, para hacer deporte, para disfrutar del ocio, para hacer gestiones, para las visitas médicas o para recibir una prestación económica. Es indispensable ampliar la perspectiva y comprender que el acto de pedir ayuda va mucho más allá y que es posible recibirla de diversas maneras, entre las cuales también se incluye la ayuda centrada en la persona cuidadora, que es esencial para reducir la sobrecarga.

Llegados a este punto podemos considerar que el hecho de pedir ayuda es un acto de amor propio mediante el cual las personas cuidadoras viajan a su interior para encontrar lo que realmente necesitan, entendiendo que la ayuda no es únicamente externa. La inmediatez que marca el ritmo de una parte significativa de la sociedad nos ha llevado a pensar que la ayuda es instantánea, que se puede pedir de cualquier manera e incluso que el resto de las personas tienen que saber qué es lo que realmente necesitamos. Déjame decirte que esto no funciona así, porque para pedir ayuda tenemos que aprender a pedirla y hacer un primer viaje que puede incomodar, en el que deberás plantearte si aceptas y reconoces que necesitas ayuda. Este paso no siempre es fácil, aunque muchos digan que sí, ya que en este mundo se sigue creyendo que ser fuerte es símbolo de poder con todo, y ésta es una de las mentiras que más daños y bloqueos psicológicos han generado.

Recuerdo perfectamente un día en que le expliqué a una persona a quien quiero la necesidad de ayuda que tenía, y esa persona me dijo: «Es que te veo tan fuerte que pienso que puedes con todo», lo cual incita a creer que la fortaleza se asocia a no pedir ayuda. Quiero invitarte a que elimines esta falsa creencia de tu vida para que puedas introducir la siguiente creencia real y racional, que puede ayudar a muchas personas:

> Valiente es quien pide ayuda, no quien aparenta estar bien sin necesitarla.
>
> Anónimo

Estos pensamientos han generado que muchas personas cuidadoras consideren que pedir ayuda es una molestia para otras personas, que no merecen la ayuda de los demás o que pueden con todo, cuando saben que no es así. Todas estas ideas hacen que el aislamiento social sea cada vez más relevante y que afecte a la salud de manera general, debido a unas creencias irracionales sobre las que hay que reflexionar para poder eliminarlas.

Llegados a este punto, te propongo un ejercicio para que reflexiones sobre tu propia definición de pedir ayuda:

- **Definición de pedir ayuda**: escribe lo que significa para ti el acto de pedir ayuda. Puedes expresar todo lo que consideres necesario, sin dejarte nada, ya que el objetivo es comprender qué significa pedir ayuda para ti.
- **Creencias que crearon la definición**: haz tu propia lista de las creencias que te han llevado a considerar el acto de pedir ayuda tal y como lo has descrito. Por ejemplo, puede ser que escribas «Pedir ayuda para mí significa sobrecargar al resto», y entonces deberás plantearte qué te hace pensar que el acto de pedir ayuda sea una sobrecarga para el resto. Muchas veces las personas responden «Me enseñaron a ser fuerte», asociando esta idea al hecho de no pedir ayuda. Por este motivo te pediré que eches la mirada atrás a tu educa-

ción, lo que has oído durante toda la vida y el contexto cultural en el que has vivido. Aquí se suelen encontrar las creencias irracionales que llevan a una definición poco sana del acto de pedir ayuda.
- **Consecuencias de las creencias**: reflexiona sobre qué efectos tiene en ti el hecho de tener esas creencias en relación con pedir ayuda. Por ejemplo, tener más estrés, que te cueste pedir ayuda o sentir una presión en el pecho, entre otras.
- **Nuevas creencias racionales y centradas en pedir ayuda**: una vez que hayas reflexionado sobre las creencias limitantes y sobre cómo te han influido es importante que empieces a generar tus propias creencias para que te acompañen en la creación de un concepto de pedir ayuda más real y merecedor para ti. Aquí tienes que buscar las creencias o los pensamientos constructivos que te ayuden a construir los cimientos del acto de pedir ayuda como un acto necesario en el camino de cuidar. Por ejemplo, mi creencia es la siguiente: «Pedir ayuda es sinónimo de fortaleza en la vida. Es el reconocimiento de que no puedo sola con esto y de que necesito ayuda». Ésta es una de las tantas creencias que tengo, pero no comparto más contigo porque es necesario que crees las tuyas.
- **Consecuencias de tus nuevas creencias**: una vez que hayas anotado tus creencias, nacidas de tu propia reflexión y desde una mirada constructiva, empieza a ponerlas en práctica. Léelas en voz alta y apunta cómo siente y reacciona tu cuerpo al leerlas. Con el tiempo, anota cómo te sientes al ponerlas en práctica.
- **Nueva definición de pedir ayuda**: ahora, ya que has hecho todo el recorrido de reflexión, es el momento de crear tu nueva definición de pedir ayuda, que se basará en las creencias racionales que te llevan a sentir el

cuerpo desde la tranquilidad. Teniendo en cuenta que pedir ayuda es sanador y necesario, ¿qué definición crearías? ¿Cuál es la definición más sana para ti? Escríbela y reflexiona sobre cómo puede ayudarte.

Sin lugar a duda, cuidar de una persona con demencia hace reflexionar sobre cómo el hecho de pedir ayuda puede convertirse en una herramienta fabulosa para la salud de la persona cuidadora y favorecer una disminución de la sobrecarga. De hecho, pedir ayuda también beneficia el cuidado de la persona con demencia, ya que el descanso y la disminución de la sobrecarga en la persona cuidadora hace que pueda ocuparse mejor de su familiar, con lo que hay un beneficio para ambas personas.

Sin embargo, para desarrollar esta necesidad debemos iniciar un aprendizaje para pedir ayuda, ya que si tenemos en cuenta las falsas creencias que hemos visto anteriormente, es normal que las personas cuidadoras hayan desconectado de sus propias necesidades de apoyo y de la importancia de dejarse ayudar. Ahora que ya tienes tu nueva definición, que se puede ir modificando a lo largo de tu experiencia porque no es estática, también es importante que reconozcas que cuidar de una persona con demencia es un desafío que te invita a reflexionar sobre diversos aspectos de la vida. Para ello te invito a que respondas sinceramente las siguientes preguntas:

1. ¿Reconoces y aceptas que necesitas ayuda?
2. ¿En qué necesitas ayuda?
3. ¿Eres concreto pidiendo ayuda?
4. ¿Has detallado específicamente en qué aspecto necesitas ayuda?
5. ¿En qué momento y cómo has pedido ayuda?

Estas preguntas suelen ser incómodas, porque te pueden llevar a pronunciar frases como las siguientes: «Ya saben lo que necesito», «Deberían ayudarme sin tener que pedirles nada», «Es evidente lo que necesito» o «Ya se lo dije una vez y no pienso repetirlo». He oído estas frases muchísimas veces y son el claro ejemplo de que es necesario aprender a pedir ayuda y reflexionar sobre los siguientes aspectos:

- Es necesario que especifiques para qué necesitas ayuda, ya que para pedirla es fundamental que la otra persona sepa en qué puede ayudarte. Un buen ejemplo sería: «Necesito tener tiempo para ir a caminar»; se especifica el tiempo y se busca alguien a quien derivar el cuidado. No especificar puede ser muy estresante.
- Los demás no saben lo que necesitas o en qué necesitas ayuda, ya que las personas que viven fuera del domicilio no conocen la realidad como la conoces tú. Por eso es importante que compartas la situación que estás viviendo y expreses tu necesidad de ayuda, con el objetivo de que conozcan realmente la realidad y de este modo disminuyan los conflictos.
- Busca un momento para pedir ayuda y utiliza un tono de voz adecuado. Evita pedir ayuda justo cuando están a punto de irse, a punto de colgar una llamada o mediante un mensaje que transmita irritabilidad. Una manera de evitar el límite de la sobrecarga es hablar sobre la necesidad de apoyo desde lo que se necesita, no desde el agotamiento.
- Es esencial pedir ayuda desde una perspectiva realista, ya que muchas veces se crean falsas expectativas sobre personas que podrían ayudar en algo, pero realmente no pueden hacerlo. Ajustar las expectativas es básico en este camino.

- Si eres una persona que puede ayudar, en vez de decir «Avísame si necesitas ayuda» puedes preguntar «¿En qué puedo ayudarte?», «¿Qué necesitas? Estoy contigo», ya que son preguntas basadas en una necesidad en concreto.

Recuerda que pedir ayuda es un acto de amor propio y de responsabilidad sobre tu salud, así como también un acto de amor hacia el cuidado de tu familiar. La sobrecarga que genera el cuidado de una persona con demencia invita a buscar momentos que sean únicamente para ti, que tienen que buscarse mediante el reconocimiento de la necesidad de ayuda y la aceptación de que mereces tener un descanso. Como suelo decir, cuando nos dedicamos un ratito no se trata de desconectar, sino de conectar con nosotros mismos.

Para acabar este capítulo quiero compartir contigo unas palabras que he escrito pensando en este proceso de reconocimiento de pedir ayuda, que sé que a veces no es fácil, pero es sumamente sanador. Espero que te lleguen.

Dentro de mí

Dentro de mí habita el deseo de salir, de encontrar un sitio donde poder ir para descubrir lo que perdí porque no sabía qué pedir.

Creo que perdí el motivo de pedir ayuda, cegada de telarañas construidas en la duda de un pasado insano que inunda.

Dentro de mí habita el deseo de vivir, de encontrar un sitio donde sonreír para descubrir lo que ganaré sabiendo qué pedir.

Creo que gané el motivo de reconocer que necesito ayuda en mi vida, con los ojos abiertos y sin dudas porque no pienso estar más dormida, ya que mi vida merece ser vivida para recibir ayuda con los brazos abiertos.

Dentro de mí existe un deseo de brillar, de ser mi acorde favorito para cantar y hoy cito mis pensamientos pidiendo ayuda para avanzar.

Me necesito dentro y fuera de mí.

3
La relación con la demencia

3.1. Consecuencias de relacionarnos con la demencia como algo hostil

> Eres tú, con tu forma de hablarte cuando te caes, el que determina si te has caído en un bache o en una tumba.
>
> William James, filósofo

La llegada del diagnóstico suele generar diversos momentos de rechazo y de negación hacia la enfermedad, lo cual provoca el nacimiento de una imagen hostil de la demencia. Esto quiere decir que la persona cuidadora percibe que la demencia quiere hacerle daño y la considera un peligro en su vida. Ésta es una situación que suele ir acompañada de un miedo que bloquea cualquier intento de acercamiento para comprenderla. Es normal pasar por aquí, ya que la presencia de este tipo de diagnósticos representa la pérdida psicológica de un ser querido, la cual genera una confusión emocional de tal calibre que cuesta de encajar y que tiene tendencia a reprimirse.

Esta represión emocional suele generar que se intente controlar la demencia, pero al ver que no es posible, se acaba mostrando enfado y rabia hacia la situación o las personas. Ese enfado y esa rabia, nacidos de la necesidad de control y de esconder la tristeza de una manera inconsciente, hacen que la persona perciba el entorno como algo peligroso y adopte una actitud de huida y lucha contra la demencia. En realidad, la demencia es la misma; es simplemente que el dolor que se siente hace que se perciba como un peligro, ya que la tristeza es tan grande que el cuerpo dice: «Mejor lucho contra la demencia porque ahora no puedo digerir tanto dolor». Claro que eso no puede oírse, pero el cuerpo sí lo siente y por eso actúa desde la rabia y la ira. Por lo tanto, la ira y los momentos de enfado son una manera de tapar la tristeza, puesto que el cuerpo entiende que la tristeza y el miedo son una amenaza y se defiende para calmarse. Esto nos confirma que la persona se relaciona con la demencia y la percibe como una situación hostil basándose en sus emociones y pensamientos, aunque crea que es por la demencia en sí misma.

Evidentemente, el diagnóstico de demencia es algo que no deseamos en nuestra vida y lo más humano es que aparezca el dolor, que habla de lo mucho que amamos a la persona. Esto me parece muy bonito, porque amar es un gran privilegio del ser humano. Sin embargo, las personas que perciben la demencia como algo hostil viven la ira y el miedo desde una posición de mala relación con el dolor, ya que, en vez de darle la bienvenida para comprenderlo, intentan apartarlo. Por lo tanto, como se trata de algo que no deseamos y que se quiere controlar nace la frustración, y con ella el enfado y la ira que construyen una imagen hostil de la demencia. Una pregunta que podrías hacerte para comprender esta relación es la siguiente: «¿Me estoy defendiendo o acepto el dolor que siento por la demencia de...?».

Las personas que mantienen una mirada hostil hacia la demencia se suelen alejar de la comprensión de la enfermedad, porque el estado de ira las priva de la capacidad de pensamiento crítico y de tomar buenas decisiones. De hecho, durante los intervalos de ira el córtex prefrontal pierde la capacidad de regular las emociones y los juicios morales, lo cual genera, evidentemente, momentos en que el cuerpo no consigue tomar buenas decisiones y conectar con el dolor. Para ser sinceros, ¿a quién no le ha pasado esto? ¿Recuerdas algún momento de ira? ¿Recuerdas tu poder de decisión y si podías conectar con otras emociones? Cuando miras la demencia de manera hostil estos instantes de ira aparecen más a menudo, y hay que aprender a afrontarlos para conectar con la demencia de una manera más sana. Estos lapsos de ira acentúan la dificultad para comprender la evolución de la enfermedad, preguntar y aceptar la realidad, ya que dichos estados impiden que la información pueda procesarse.

Mantener una mirada hostil dificulta la gestión de los momentos difíciles, ya que ante la ira se activa la lucha y la huida, con lo cual se anulan todos los recursos que habitan en la persona para cuidar mejor. Por lo tanto, hablamos de una mirada destructiva hacia la demencia y que tiene mucha relación con la gestión del dolor, ya que la ira impulsa el miedo, que en estos casos no suele reconocerse, admitirse ni expresarse. Esto significa que la manera de alejarnos de la mirada hostil de la demencia debe empezar por aceptar el miedo que suscita la evolución de la demencia y expresar lo que se siente en relación con ese miedo. ¿Qué es lo que te produce miedo? ¿Por qué te da miedo? Recuerda que tienes todos los recursos para sentir el miedo y permitirle vivir contigo y que negarlo es un mecanismo que parece más fácil, pero es el que suele brindar mayores consecuencias negativas para la salud y la gestión emocional.

Con relación a lo anterior, el miedo nace como protección frente al conocimiento de la realidad y hace que muchas personas se muestren bloqueadas en el reconocimiento de la demencia, porque sienten miedo al ver que la persona con demencia ya no puede comunicarse como antes o que ha dejado de ser quien era. Asimismo, también se suele esconder un miedo a no ser amados como antes por la persona, ya que la evolución de la demencia también afecta a la personalidad, lo cual lo convierte en un aspecto que hay que tener en cuenta en esta relación hostil.

También es importante mencionar que la relación hostil es unidireccional, ya que la demencia no tiene ningún tipo de objetivo de hacer daño. Mientras escribo estas palabras me vienen unas preguntas a la mente: ¿te has parado a pensar en lo agotador que es mantener esa lucha contra la demencia? ¿Sientes que relacionarte así te agota física y psicológicamente? Es del todo normal que te sientas así, ya que estás continuamente sintiendo ira hacia ti y hacia tu familiar porque te estás protegiendo del peligro (la demencia). Por lo tanto, creo que es primordial tener en cuenta que muchas veces la ira surge porque reflejamos un sufrimiento en la persona que se origina en los pensamientos y no en la realidad, ya que quizá vemos a la persona con demencia tranquila, pero nuestra mente asocia esa imagen al sufrimiento porque antes era una persona activa y sólo se sentaba cuando estaba triste o le pasaba algo. La realidad es que la persona ya no es quien era y estas comparaciones sólo harán que aumente tu malestar, por lo que te pido que reflexiones sobre si el sufrimiento que crees que vive la persona brota de tus pensamientos, ya que es una manera de acercarte mejor a la ambigüedad que estás viviendo y alejarte de la mirada hostil. Comprender que las necesidades de la persona con demencia son diferentes a las de antes del diagnóstico ayuda a acercarnos a la realidad.

Cuando se percibe la demencia con rabia y se tiene una relación de lucha contra ella se crea una especie de batalla, una pelea en la que la persona cuidadora participa sola, ya que la demencia sigue su curso sin preguntarle a nadie hacia dónde tiene que ir. Esto es agotador, porque estar luchando contra algo que sigue su curso sólo puede generar más irritabilidad, enfado, ira y rabia, ya que cualquier intento de luchar contra ello es la base de cualquier episodio de frustración. Tal y como he mencionado anteriormente, en esta era de querer encontrar una solución para todo de forma inmediata se busca también solucionar esta enfermedad que sabemos que no tiene cura, al menos hasta la fecha de este libro, pero sí que tiene tratamiento para proporcionar calidad de vida a la persona que la sufre.

Esta postura basada en la lucha contra la demencia en vez de acercarnos a ella lleva a un estado de angustia y de ansiedad que provoca que la persona sólo piense en intentar que no suceda lo inevitable y existe un bloqueo al intentar digerir la realidad. Asimismo, mantener esa postura de lucha en contra de la demencia también aumenta el riesgo de sufrir estrés crónico y de anular los recursos maravillosos que habitan dentro de cada persona para ocuparse del cuidado, ya que si se mantiene una mirada hostil hacia la demencia es lógico que la lucha desgaste física y psicológicamente a la persona, lo cual impide que salgan a la luz maneras de relacionarse mejor con la enfermedad.

En realidad, y si observamos bien, no es la demencia en sí la que lucha, sino las palabras que nos decimos a nosotros mismos y que viajan por nuestro interior creando esta batalla. Por este motivo resulta fundamental mantener un cuidado firme con las palabras que empleamos en relación con la demencia, ya que todo lo que pensamos conforma también nuestra realidad. Recuerda que la voz interior crea los pensamientos, los pensamientos originan las emociones y las emociones generan nuestras conductas. Es decir, las emociones dependen de la interpretación interna que se haga de la demencia, y las creencias y los tipos de pensamientos que se tengan son claves para comprender la relación que se mantiene con el diagnóstico.

Evidentemente, también influyen las experiencias previas en relación con la demencia, ya sean propias o de una persona cercana, que crean expectativas basadas en otras experiencias cuando en realidad la que se vive es única, irrepetible y no comparable con otros casos. Por lo tanto, los pensamientos, en gran parte, son los responsables de construir la definición de la demencia orientada al peligro, lo cual origina emociones incómodas de afrontar que provocan la negación de la realidad.

Asimismo, me parece importante señalar que hay personas que viven este proceso desde la lucha por su dificultad para conectar con el dolor. Éste es un tema del que hablaremos más adelante, pero considero adecuado mencionarlo en este apartado. El deseo de que la demencia no sea real lleva a muchas personas a alejarse, a negar la realidad, a dudar del diagnóstico del médico, a pensar que no es para tanto o a creer que lo que comentan otros familiares es una exageración. En realidad, detrás de una persona que mira la demencia como algo hostil y peligroso suele existir una dificultad para conectar con el dolor que genera la pérdida, y en ese momento la persona utiliza su propio mecanismo de afrontamiento: la huida. Evidentemente, este mecanismo se aplica para no ver la realidad y evitar procesarla, y es temporal y muchas veces necesario para ir procesando la pérdida. Por eso quiero compartir contigo que una persona que vive la conexión con la demencia de esta manera no es que quiera alejarse, es que su relación con la demencia le provoca esta conducta, basada en sus propios mecanismos de defensa, que le hacen tomar distancia de la realidad.

De esta manera se puede comprender mejor que es nuestra forma de mirar la realidad la que despierta la hostilidad hacia la demencia, y es una situación incómoda que invita a viajar hacia dentro para comprender qué es lo que la ha provocado. ¿Son las creencias? ¿Las experiencias previas? ¿Las mentiras que se dicen de las demencias? ¿La relación que se mantiene con el dolor? ¿La negación a sentir el dolor de la pérdida? ¿Qué es lo que nos lleva hasta esta situación? Es fundamental plantearse estas preguntas durante el camino, ya que son las esenciales para entender el porqué de nuestros pensamientos y empezar a cambiar los cimientos de muchas construcciones erróneas.

Después de años acompañando cada semana a familiares de personas con demencia puedo asegurarte que la perspectiva resulta crucial para recorrer este camino de la manera más cómoda posible. Te avanzo que tendrás momentos complejos y con cuestas, pero caminarás con la firmeza de saber que es posible tener otra relación con la demencia y que, más allá de tu dolor, podrás utilizar los recursos que tienes para gestionar el remolino de emociones. Te aseguro que es posible; si no, no se entendería la cantidad de personas que viven este proceso con la mirada puesta en el desafío o el bache de la frase introductoria. Recuerda que la lucha no sólo te aleja de tu familiar, sino también de ti.

Por lo tanto, vemos que la lucha y la evitación son una forma de afrontar la realidad que utilizan las personas para huir de algo que no se quiere experimentar, que es el dolor y es inevitable. Esto genera el inicio de una relación hostil con la demencia y aleja a la persona cuidadora o a la familia del progreso en la comprensión de la enfermedad y de las propias emociones que se viven en el camino, lo cual provoca que se experimente como un sufrimiento del que la persona intenta deshacerse sin éxito. Esto nos lleva a una pregunta: ¿es la demencia o la relación que tenemos con ésta la responsable de cómo se vive este camino emocional? La respuesta siempre es la relación con la demencia.

Reflexión sobre la hostilidad que sentí cuando cuidé

El día que más hostilidad sentí fue cuando me llamó por otro nombre. Ese olvido marcó el inicio de la ira y la rabia hacia la enfermedad. Me daba tanto miedo perder esa conexión que, evidentemente, lo viví como una amenaza que me impedía seguir sintiéndome amada como antes. En el fondo estaba triste y abracé la tristeza cuando la comprendí, pero antes experimenté la hostilidad. Por eso quiero que sepas que te entiendo, pero también viví el desafío y admití el miedo y el dolor que caminaban por dentro, que me enseñaron a ser compasiva conmigo misma y a entender que podía gestionar el cuidado de una manera más sana. Ella seguía igual; fui yo quien cambió, porque entendí el amor.

3.2. Beneficios de relacionarnos con la demencia como un desafío

> [...] Sé paciente con todo lo que está sin resolver en tu corazón y procura amar las preguntas por sí mismas, como habitaciones cerradas o libros escritos en una lengua muy extraña [...]. De eso se trata, de vivirlo todo. Vivir las preguntas ahora. Tal vez logres entonces, poco a poco, sin darte cuenta, vivir algún día en la respuesta.
>
> Pauline Boss, escritora

De la misma manera que el físico necesita tiempo para desarrollarse, la mente también requiere su propio ritmo para adaptarse y comprender la realidad que ha llegado para quedarse. Es una experiencia vital temporal que invita a relacionarse con la demencia para conocerla, para saber cómo es, para comprender qué expresión tiene y para que la miremos como quien aprecia una obra de arte. Me refiero a que la miremos con curiosidad, con la inquietud que nos impulsa a preguntar dudas cuando queremos aprender algo nuevo, reconociendo los sentimientos contradictorios y abriéndole el paso a cada emoción que quiera expresarse.

Tener en cuenta la curiosidad como herramienta resulta básico, ya que es la habilidad que nos permitirá responder las preguntas y formular nuevas, y éstas siempre llevan la calma, más allá de la incomodidad que genera dar este paso. De hecho, cuando se vive un camino de ira nunca se desarrolla la curiosidad, porque la evitación te aleja de hacer preguntas sobre la demencia, mientras que cuando se vive el camino desde el desafío la curiosidad siempre nace, y es incómoda y a la vez sumamente sana, porque te acerca a conocer la demencia con sus luces y sus sombras. Por lo tanto, la perspectiva que te ayudará a cuidar mejor de tu familiar es la del desafío, teniendo la certeza de que la demencia es un bache más en tu vida en vez de un pozo oscuro sin salida alguna donde la ira oculta todos los recursos que habitan en ti.

Para entender mejor la importancia de enfocarse en la mente te pediré que te imagines que estás solo en una habitación completamente a oscuras, pero llevas una luz frontal que te permite iluminar lo que tienes justo delante de los ojos. Si diriges la luz a la puerta sólo podrás ver la puerta, obviando el resto de los muebles que hay en la sala. Sin embargo, si diriges la luz hacia la silla sólo podrás ver la silla, con lo que te perderás la percepción de la puerta y otros muebles. Así funciona la mente: el lugar donde pongas tu atención te definirá a ti y tu manera de relacionarte con la demencia, por lo que si ves el pozo oscuro no serás capaz de reconocer tus recursos, mientras que si ves un bache encontrarás la manera de saltarlo. Visualiza siempre el bache para poder abrirle las puertas a la demencia y así poder conocerla. Aunque sea una situación incómoda, es necesario dar el paso para hacer girar la llave y abrir la puerta para darle la bienvenida a tu hogar. De hecho, la resistencia a no darle la bienvenida es peor que dársela, ya que, por mucha resistencia que encuentre, la demencia entrará por su cuenta y tomará asiento sin pedirle permiso a nadie, poniendo a la familia en la obligación de recibirla. Por lo tanto, pregunta, acércate a conocerla, dile que te incomoda, pero que intentas entenderla, y abre las puertas para emprender tu desafío junto con ella, no en su contra.

Entender esta realidad como un desafío invita a reflexionar sobre las emociones que surgen durante el proceso. Es importante aceptar que hay momentos de sentimientos contradictorios en los que la ambivalencia está muy presente, motivo por el cual muchas personas cuidadoras me han comentado que se sienten tristes por la pérdida progresiva de su familiar, pero a la vez enfadadas con el rol de persona cuidadora que ejercen. Otras personas cuidadoras me han comentado que saben que son hija, hijo, esposa, marido, sobrina, sobrino, hermana o hermano, pero a la vez tienen el dilema de si siguen ejerciendo ese rol, con lo cual ponen en duda su relación actual con la persona con demencia. Aún recuerdo a la persona que me hizo ver que las emociones contradictorias formaban parte de este camino cuando me preguntó: «¿Estoy soltero o casado? ¿Cómo debo actuar?», y añadió que se sentía más padre que marido.

Aceptar estos momentos en que puede ser que te preguntes cosas como «¿Todavía soy su hija?» es necesario para dejar de ver la realidad como una amenaza y pasar a percibirla como una oportunidad de comprender qué es lo que el miedo viene a decirte. Cuando miras de frente al miedo y hablas con él entiendes que tu rol ha cambiado, que tu manera de relacionarte con tu familiar ya no es la misma y que es posible encontrar herramientas para cuidar mejor, mientras que si le das la espalda vendrá a golpearte la puerta hasta que le hagas caso. El miedo no se va a ir hasta que lo escuches y aceptes que tiene cosas que decirte (los sentimientos contradictorios y el miedo a la pérdida suelen ser las más recurrentes). Hablar con el miedo es un reto y un acto de autoamor que siempre te llevará a un estado de más calma, porque dejarás de luchar para abrazar tu realidad; es decir, aceptarás el desafío de la realidad para caminar hacia la comprensión.

Relacionarte con la demencia como un desafío también implica dejar de controlar para empezar a gestionar, ya que la demencia no es controlable. Siempre que se pretenda controlar la demencia nacerá la frustración, una relación insana con el miedo y la rabia, porque, por mucho que parezca que se controla la demencia, la realidad nos demuestra infinitas veces que no es así. Lo que sucede es que la mente nos hace una mala jugada y creemos que controlamos la demencia cuando todo va bien, hasta que se presenta un síntoma difícil y saltan las alarmas de que el control está fallando. En realidad no es que falle, es que nunca ha funcionado. Esto nos lleva a comprender que el control es el dominio o el mando que nos pone por encima para limitar la demencia, lo que hace que pronunciemos frases como las siguientes: «Quédate quieta», «Me has repetido cinco veces lo mismo, ¿lo recuerdas?». Este tipo de frases son muy frecuentes en el cuidado y hablan muchísimo de la intención de controlar. Sin embargo, la gestión es la acción que genera el hecho de ocuparse de la demencia sin intentar excluir la conducta, con lo que una persona, en la misma situación, diría: «¿Puedo ayudarte en algo?», «¿Qué necesitas?», «¡Sí! El pañuelo es verde», «¿Me ayudas a doblar los trapos?». En este caso se busca saber por qué la persona está inquieta y se cambia de contexto llevándola a otro entorno mediante el acto de doblar los trapos, por ejemplo.

Ésa es la diferencia entre el control y la gestión. La gestión se convierte en la manera de ver la demencia como un desafío, porque abre la mente a los recursos que habitan en cada persona para poder cuidar y comprender las propias emociones. Mientras que el control nace del miedo que intenta arrinconar los síntomas, la gestión surge de la escucha de las emociones y de permitir sentir el miedo sabiendo que la demencia no es ninguna amenaza, sino una realidad con la que es posible llevarse bien si se contempla como un reto. A continuación, te muestro de manera esquemática la relación del miedo con el control y la gestión. Deseo que la gestión del desafío te acompañe siempre, y si actualmente no es así, date tiempo y reflexiona para adaptarte poco a poco, a tu ritmo.

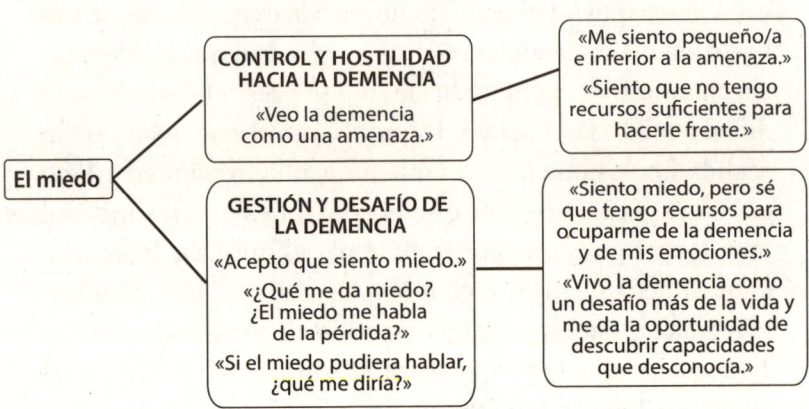

Como imaginarás, relacionarte con la demencia desde el desafío es un viaje de crecimiento personal que te permite ser consciente de los recursos que habitan en tu interior y que despiertan la imagen de que tienes más capacidades de las que nunca habías imaginado. No obstante, evidentemente, con la buena relación con el miedo y los sentimientos contradictorios no tenemos suficiente, aunque sean los primeros pasos: debemos ir más allá y reconocer que hay muchísimas cosas que, como personas cuidadoras, no sabemos. Aceptar que no se conoce la demencia del familiar es una manera de aproximarse a ésta desde la curiosidad y el desafío, lo que lleva a investigar y preguntar acerca de lo que cada persona considere necesario para comprender la demencia, entender los síntomas, tener herramientas y ocuparse de la salud de la propia persona cuidadora, ya que la curiosidad también implica entender cómo cuidarse mientras se cuida.

Pero vamos por partes. En primer lugar, te pido que te preguntes qué dudas tienes acerca de la demencia y las apuntes en un papel, pero sin vergüenza y sin obviar ninguna pregunta, por muy sencilla que te parezca, ya que si resuena dentro de ti es porque las neuronas te piden que la escribas. Recuerda que también pueden ser dudas referentes a trámites legales o financieros, que también son importantes, porque estos aspectos pueden convertirse en una fuente de estrés. ¿Tienes las dudas apuntadas? ¡Fantástico! Ahora reflexiona sobre dónde puedes encontrar las respuestas a esas dudas, ya sea en tu profesional de la salud de confianza, en el equipo de servicios sociales, en alguna asociación o fundación especializada en demencia o en alguien que pueda orientarte. Abrirte a esas dudas es un paso para relacionarte con la demencia como un desafío, ya que te invitan a entender y a tener herramientas para ocuparte de la situación, así también como para comprender la evolución que puede venir.

En este sentido, recuerdo el caso de un hijo que negaba la realidad de su padre con la enfermedad de Alzheimer diciendo que era simplemente «una pérdida de memoria asociada a la edad», mientras que su madre y su hermana le ponían muchos ejemplos de las pérdidas funcionales del día a día, lo cual generaba cada vez más conflictos familiares.

En una de las conversaciones familiares él afirmó: «Sé que papá está mal y no quiero aceptarlo». Ésta fue la frase que le permitió expresar lo que sentía y que provocó que empezara a preguntar por la enfermedad. Hasta ese momento no preguntaba porque su cuerpo no le permitía tolerar la realidad y activaba la hostilidad. Sin embargo, al reconocerlo se activó el desafío y empezó a hacer preguntas sobre la demencia para cuidar de su padre. Lo que quiero decirte es que el dolor también tiene un papel aquí y es importante escucharlo para que no te bloquee, ya que en el fondo preguntar para comprender es mucho más fácil que evitar.

Establecer una relación de desafío con la demencia también significa aceptar el diagnóstico como parte de la familia, ya que por más que la persona ya no es quien era antes, sí que sigue estando aquí. Sé que esto es difícil y que puede generar negación, pero es necesario para que puedas ver la demencia como una oportunidad de cambio y no de evitación. Aceptar la demencia como una parte más de la familia te invita a adaptarte a ella, dejando atrás la resistencia para abrir paso a la generosidad y al aprendizaje.

Recuerdo a una persona que me pidió ayuda diciéndome «Todo esto me supera», en referencia al cuidado de su madre, que padecía demencia con cuerpos de Lewy. Con el trabajo de la pérdida ambigua que estaba viviendo, la comprensión de los síntomas de su madre y la utilización de recursos para gestionar mejor el cuidado, un día me dijo: «¡Cuánto me está enseñando la demencia de mi madre!», afirmando de este modo que la adaptación a la enfermedad es una oportunidad para conocer las propias capacidades. De hecho, las personas se dan cuenta de su capacidad y de quiénes son realmente cuando viven las adversidades, ya que en esos momentos florecen unos recursos que jamás se habían imaginado que tenían. En mi caso, jamás pensé que la hostilidad que me llevó a dejar los estudios con dieciséis años fuese la base del motor que me llevó a investigar sobre el duelo en las personas cuidadoras de familiares con demencia en mi propia tesis doctoral. La vida y sus oportunidades incómodas, pero necesarias para ver dónde brillamos realmente.

Comprender el desafío de la demencia también implica aceptar que este camino es inestable, ya que la propia evolución de la demencia tiene senderos con curvas que te desequilibran. No me parece recomendable luchar para que la demencia sea estable, porque no lo es ni lo será, sino que considero fundamental aceptar esa inestabilidad para ir adaptándote a la realidad y empezar a buscar el equilibrio en rincones que sean agradables para ti. Como ser humano necesitas estabilidad, ya que la falta de ésta suele generar estrés negativo y aumentar los síntomas de la sobrecarga, motivo por el cual es importante que te relaciones con la demencia asumiendo sus vaivenes. Por eso es esencial que busques tu estabilidad tomando un café con tus amigos, asistiendo a clases de algún deporte, haciendo voluntariados, yendo a clases de baile, dando un paseo por la naturaleza o desarrollando tu espiritualidad. La cuestión es que busques tu equilibrio y planifiques tus momentos, si es posible sin tu familiar con demencia, ya que te mereces y necesitas tener un momento de privacidad. Una de las personas a las que acompaño queda cada martes y jueves por la mañana con sus amigos para desayunar, otra sigue asistiendo a las clases de teatro que tanto le llenan, mientras que otra persona cuidadora continúa colaborando en la parroquia de siempre. Cada persona debe buscar la estabilidad en lo que la rodea, ya que la inestabilidad forma parte del cuidado de manera inherente.

Avanzando en el camino del desafío nos encontramos con un recorrido que nos invita a conectar con lo que sentimos, dejando de lado la lucha que se acompaña con enfados, ira y rabia, además de frustración. Una vez que sales de esa lucha entras en el camino de conexión con lo que de verdad sientes y dejas de luchar contra la demencia, pero también contra ti. Como puedes imaginarte, este proceso también es un desafío interno que te invita a comprender lo que de verdad sientes y qué te están diciendo las heridas asociadas a la demencia de tu familiar, pero también a tus propias renuncias. Permitirte sentir lo que de verdad habita en ti es abrazar la vulnerabilidad que todos tenemos, aceptar la incertidumbre de la vida y comprender que lo que escuece es lo que realmente merece ser escuchado.

La demencia es un gran aprendizaje de que tenemos que abandonar la idea de querer solucionarlo todo para centrarnos en acompañar y administrar, entendiendo el desafío como la aceptación de que simplemente con estar ya estamos haciendo algo maravilloso. Debemos abandonar la idea de que siempre hay que encontrar una solución, ya que eso es sumamente frustrante, para poder introducirnos en la relevancia de la conexión que se crea con la presencia de una persona junto a otra. Hay que poner en valor la importancia que tiene el estar, ya que se suele olvidar que cuando acompañamos a otra persona ya estamos ofreciendo una de las cosas más valiosas que tenemos: el tiempo y el amor. Cuando entendemos este reto que la demencia nos pone delante de los ojos comprendemos la importancia de reflexionar sobre el abandono de la lucha por la solución, para entrar en el sentir y el estar como dos herramientas más del cuidado que no se suelen tener en cuenta y que considero que son unas de las más importantes.

Comprender e interiorizar lo que acabas de leer es también un viaje para validarte en cada emoción y para permitirte el espacio y el tiempo para expresar lo que de verdad sientes, pues el desafío te abre las puertas para que puedas sentir la tristeza y el miedo que conlleva este camino. Darte el espacio para sentir es una manera de cuidar a tu familiar y de cuidarte a ti, ya que si conectas con lo que de verdad sientes te libras de las tensiones, dejas de luchar contigo mismo y comprendes las heridas que ha creado esta nueva realidad. De este modo, casi sin que te des cuenta ofreces un cuidado más cercano, empático y calmado, basado en la propia comprensión de tu proceso, que derrumba las barreras que te alejaban de la realidad para acercarte más a la demencia de tu familiar.

Recuerdo a una persona cuidadora que se ocupa de su madre, diagnosticada de la enfermedad de Alzheimer, que me dijo: «Yo quiero que ella esté bien y por eso le digo que se esfuerce en recordar. Sé que es capaz, pero luego me siento culpable porque no debería decírselo. Me enfado conmigo misma, pero vuelvo a intentarlo». Está claro que éste es un mensaje de lucha mediante el cual la persona intenta conectar con el dolor, pero su resistencia la limita y vuelve a intentar mejorar las capacidades de su madre. Un día le pregunté: «¿Por qué intentas que tu madre recuerde?», y esquivó la pregunta. Le cogí la mano, me acerqué, la miré a los ojos y le dije: «No pasa nada. Es normal estar así, pero ¿por qué crees que le dices eso?». Ella me respondió: «No acepto el diagnóstico y no quiero perderla». Ésa es la clave: el reconocimiento de la pérdida y aceptar la realidad como el desafío más grande que la demencia trae consigo.

Lo mismo que le sucedió a esta chica les ocurre a muchísimas familias que ponen resistencia al desafío de sentir lo que habita dentro de cada persona, que acabará saliendo de una manera u otra. El reconocimiento del dolor, de la pérdida y del diagnóstico es la maleta de un viaje del que sólo se tiene el billete de ida y luego cada persona tiene la responsabilidad de llenar su equipaje con los recursos que necesita para cuidar y comprender la realidad desde la magnitud de todo lo que engloba. Recuerda no llenar nunca la maleta hasta el punto de que tengas que sentarte encima para cerrarla; deja espacio para los nuevos desafíos que vendrán. En un futuro verás que tu viaje irá teniendo más sentido gracias al reto que decidiste abrazar.

4

La pérdida en la demencia

> Aunque la pérdida de un ser querido es un acontecimiento que no puede escogerse, la elaboración del duelo es un proceso activo de afrontamiento lleno de posibilidades.
>
> Thomas Attig, escritor

4.1. El mensaje del duelo

Algo que me resulta muy curioso en mi experiencia como psicóloga en el ámbito de las demencias es que las personas cuidadoras buscan la comprensión de los síntomas de la enfermedad, pero piden poca ayuda para comprender la pérdida que están viviendo, lo cual es una señal de que muchos familiares de personas con demencia no son conscientes de que están viviendo un duelo. El reconocimiento de que se está viviendo un dolor asociado a una pérdida puede significar un alivio para los familiares, ya que permite asumir la pérdida e iniciar la regulación de lo que se siente para abrazarla, tomando más conciencia de lo que duele para estar más presente en el dolor. La necesidad de muchas personas de pasar página para no sentir el dolor y seguir adelante como si nada es el reflejo de la relación que se tiene con el duelo, en la que la necesidad de productividad lleva a muchas personas a no darse el permiso de sentir ni respetar el propio proceso, lo cual provoca dificultades para comprenderse y entender el dolor de otras personas.

Evidentemente, el componente social tiene su relevancia en este tema, ya que ha generado que el dolor de la pérdida se perciba como algo negativo y oscuro que se debe intentar evitar con frases como las siguientes: «No hables de eso, que si lo haces te pondrás mal. Es mejor no pensar», «Pensaba que eras más fuerte. Ánimos», «Deberías ir al médico a que te receten algo. Estás muy mal» o «Lo que tienes que hacer es ocupar el tiempo en otras cosas para no pensar». Cada una de estas frases es un claro ejemplo de que esas personas minimizan el dolor e intentan que te alejes de él para esquivarlo, pero en realidad el dolor seguirá presente, y lo que hay que hacer es entenderlo, permitirlo, reconocerlo y sentirlo para darle cabida a lo que es de verdad.

Evitar e intentar acallar el dolor es una manera de reconocer el dolor como presente, pero enviándole lanzas de fuego, lo que hará que escueza aún más, porque la mente se engañará a sí misma creyendo que, si no pensamos en él, el duelo se irá, y esto es una gran mentira. El dolor llega para quedarse y no es ningún enemigo que quiera generar daño, sino justamente lo contrario: viene a tendernos la mano para que comprendamos la pérdida con el mensaje que nos envía, que debemos entender para aprender a vivir con la pérdida de la manera más sana posible. Por lo tanto, el dolor viene a decirnos que la demencia duele y que es necesario transformar la manera en que nos comunicamos con nuestro familiar.

Creo firmemente que hemos sido muy injustos con el dolor, ya que en realidad viene a ayudarnos a recolocar la pérdida que vivimos con la evolución de la demencia, u otros tipos de pérdidas, con el objetivo de que nos adaptemos y recompongamos para poder acompañar mejor. Me parece normal que muchas personas sigan rechazando el dolor, porque desde la familia y la sociedad se han creado ciertas normas en relación con cómo deben expresarse las emociones vividas en este campo, en las que los hombres y las mujeres han crecido con un patrón de expresión emocional que, en muchas ocasiones, crea una muralla para conectar con el dolor. He conocido a personas a quienes les cuesta llorar porque les han dicho cosas como «Los hombres no lloran», «No puedes estar triste, aguanta», y a otras que no se permiten conectar con sus emociones porque «Me necesitan, tengo que cuidar y no puedo estar mal. No me lo puedo permitir». Éstos son algunos de los ejemplos de cómo el componente educacional puede bloquear, anular e incapacitar a las personas para comprender su propio dolor. Sin darse cuenta muestran más signos de depresión y ansiedad porque intentan dominar el dolor, cuando en realidad no es dominable ni necesita una solución, sino escucha, respeto y amor.

El mensaje del duelo siempre habla de la necesidad de adaptación psicológica como un proceso natural, normal y humano que genera reacciones emocionales, físicas y sociales que requieren nuestra escucha. ¿Te imaginas una pérdida sin dolor? Sería imposible integrar la pérdida y significaría también la privación del amor que sentimos hacia la otra persona, ya que, como dijo una psicóloga en una formación sobre el duelo, el dolor de la pérdida habla de lo que hemos podido amar. Por lo tanto, creo que es fundamental que cada persona reflexione sobre qué tipo de relación tiene con el duelo y cómo ha influido su educación en esta conexión.

Para comprender el mensaje que nos envía el dolor creo que debemos empezar por aceptar y comprender que el duelo forma y formará parte del camino de cualquier persona que tenga un ser querido con un diagnóstico de demencia, ya que las pérdidas asociadas a la propia evolución de la demencia tienen una relación directa con el dolor. El dolor tiene que ver con la pérdida de la identidad y la capacidad de la persona con demencia, y genera un sufrimiento que presenta mucha ambigüedad e inestabilidad, porque la persona sigue estando físicamente en el núcleo familiar, pero psicológicamente la pérdida se va haciendo evidente. Comprender esta pérdida no siempre es sencillo, ya que en un mundo de búsqueda de soluciones cuesta reconocer la pérdida psicológica y se sigue pensando que el dolor de la pérdida sólo se asocia al fallecimiento de un ser querido, en el que se lleva a cabo un ritual de despedida. Sin embargo, en los casos de demencia la pérdida no está tan clara. Por este motivo algunas personas me comentan cosas como «¿Tengo o no tengo madre?», «¿Todavía es mi pareja?», «A veces siento que la he perdido y otras no». Son unas frases muy frecuentes que hablan del estrés que puede generar la comprensión de esta pérdida, ya que cuesta entender el mensaje que envía el dolor de una privación que no es física, pero es igual de real que otras.

Lo cierto es que es muy normal, humano y sanador que surjan este tipo de pensamientos, ya que invitan a viajar hacia el mensaje del dolor para comprender que la persona ya no puede dar lo que antes sí podía. Por este motivo muchos familiares me comentan que sienten como si una parte de ellos se estuviese yendo también con la demencia, lo cual es algo normal y tiene que ver con cómo no sólo duele la ausencia psicológica de la persona, sino también la pérdida de lo que la persona nos hacía sentir antes. A veces los familiares me comentan cosas como «Antes me hacía sentir valiente y ya no me siento así», o «A su lado me sentía más viva», y al presentarse esta pérdida psicológica también se aviva la carencia de lo que la persona nos hacía sentir, lo cual nos ayuda a comprender el mensaje y a reconocer el sentido de estos pensamientos.

No obstante, también pueden surgir pensamientos relacionados con sueños, planes o expectativas que no pueden llevarse a cabo, de modo que es un mensaje del dolor que va mucho más allá de la pérdida psicológica y que también merece ser validado y reconocido. Hay personas que me han comentado que les duele reconocer que no podrán vivir la jubilación tal y como la habían soñado, ver crecer a sus nietos juntos, acabar la carrera profesional o hacer esos viajes que tantas veces se habían planteado, lo cual convierte el dolor de lo que no se vivirá con esa persona en un punto de inflexión.

Asimismo, también puede surgir el dolor asociado a las cuestiones que no se expresaron o a esas conversaciones que quedaron pendientes en la relación, ya sea para dar o recibir las gracias, pedir o recibir perdón, expresar o recibir afecto o preguntar y manifestar dudas sobre temas concretos, y éste es un dolor que también envía un mensaje que debe ser escuchado. En una de mis experiencias con el duelo no le dije «te quiero» a una de las personas a las que más he querido en mi vida, y es el aprendizaje más bonito que me ha transmitido el dolor de las pérdidas, porque ahora valoro con una intensidad maravillosa un «te quiero». Validar todos estos pensamientos asociados a la pérdida es necesario y es un proceso totalmente humano que ayuda a expandir la conciencia de lo que duele.

En relación con este tema, recuerdo el inmenso placer de poder acompañar a un hijo que cuidó de su padre, que sufría la enfermedad de Alzheimer. Recuerdo el día que me avisó de que su padre estaba en cuidados paliativos y que él necesitaba prepararse para el momento de la muerte y me preguntó: «¿Qué voy a sentir cuando llegue el momento?

Me quiero preparar». Le respondí que no sabía lo que sentiría porque eso no es controlable ni previsible y que llevaba meses preparándose sin darse cuenta con la aceptación del propio proceso de pérdida. Llegó el día y fui a darle un abrazo a él y su familia, y le pregunté: «¿Recuerdas la pregunta del otro día? ¿Cómo te sientes?». «Tranquilo», me dijo, y sonreímos.

Antes de seguir: efectivamente, has leído que una psicóloga asistió a un funeral. Así lo sentí y validé lo que para mí era correcto, ya que no entiendo mi trabajo sin la gratitud, el afecto, el saber y el sentir. El ejemplo de este chico refleja la importancia de integrar la pérdida durante el proceso de la demencia y de escuchar todo lo que el dolor tiene que decirnos, ya que no sólo es necesario para vivir el camino de la demencia de la manera más sana posible, sintiendo la ambigüedad de la pérdida, sino que también nos prepara inconscientemente para la pérdida física. Evidentemente, después se inicia otro duelo, pero tiene una conexión con la integración del duelo durante la enfermedad, ya que ambas pérdidas hablan de un dolor que se mantiene activo y es totalmente íntimo para cada persona.

Asimismo, es importante reconocer que durante el acompañamiento de esta persona, y en todos los casos de familiares de personas con demencia, la comprensión del dolor que implica la pérdida tiene un efecto directo en la manera en la que cuidamos. Es decir, una persona que niega la presencia del dolor e intenta evitarlo continuamente, por el motivo que sea, suele discutir, enfrentarse e intentar hacer razonar a la persona con una evidencia clara de la enfermedad con frases como las siguientes: «Te lo he dicho diez veces ya. ¿Lo recuerdas?», «Esos niños que ves no son reales. Aquí no hay ningún niño» o «¿Dónde dejaste las llaves? Piensa e intenta recordar». Estas frases demuestran que, más allá de la falta de herramientas, la persona sigue intentando solucionar la pérdida para no escuchar su propio dolor. De hecho, muchas familias suelen pedir más herramientas para acompañar mejor a la persona con demencia cuando en realidad ya las tienen; lo que sucede es que no pueden utilizarlas porque el dolor de la pérdida les genera una resistencia a adaptarse a una nueva comunicación con esa persona.

Te recomiendo que hagas un listado de todas las pérdidas que percibes actualmente en tu familiar. Puedes apuntar desde que no recuerda lo que ha comido hasta el cambio en la comunicación y, una vez acabado el listado, reflexiona sobre cómo te relacionas con cada una de esas pérdidas ¿Qué pensamientos te vienen a la mente? ¿Reconoces esas pérdidas en tu vida? ¿Las evitas o las aceptas? Regálate un momento para ti y la intimidad de tu propia pérdida. El reconocimiento de estas carencias te ayudará a cambiar tu manera de cuidar, a relacionarte con el dolor, a comprender más la demencia y a aplicar mejor las herramientas para el cuidado de tu familiar.

Llegados a este punto, ya podemos reflexionar sobre la importancia de crear un entorno seguro y de confianza con el dolor, con el objetivo de nutrir la relación con éste, pues el hecho de evitarlo genera justamente lo contrario: la inseguridad relacional. Sentir seguridad con el dolor implica expresar lo que se siente y aceptar la necesidad de sentirnos escuchados por otras personas, ya sean amigos, familiares u otras personas cuidadoras. El hecho es aceptar la necesidad de compartir y de mantener un diálogo seguro con el dolor para conectar con lo que de verdad se siente.

Justamente hace unos días un señor empezó a explicarme cómo se sentía como cuidador principal de su mujer de sesenta y tres años, y entre lágrimas me dijo: «No hablo con nadie de esto. Nunca lo había compartido». Ésta es una realidad que viven muchas personas, ya sea por vergüenza, falta de conciencia sobre la necesidad de expresar o por no sentirse escuchadas. Por eso es fundamental que cada persona reflexione sobre la importancia de compartir su proceso de duelo y encontrar esos lugares seguros para poder manifestar su dolor. En este sentido, es importante aceptar que a veces no nos sentiremos escuchados y seguros donde nos gustaría, pero es fundamental encontrar el lugar en el que te sientas más seguro para poder compartir todo lo que circula dentro de ti.

En este viaje de expresar lo que sientes y de mantener una relación segura con tu dolor empezarás a entender mejor su mensaje, a cambiar tu relación con tu familiar por una más sana que influirá en el cuidado y a aceptar que tu camino es tan único como el del resto. Eso sí, no pretendas avanzar muy rápido y encontrarle una solución a tu dolor, ya que ése jamás debería ser un objetivo terapéutico para ti ni para ningún profesional, ya que la verdadera meta es que respetes tu tiempo, que aprendas a sentir la integración de tu propio proceso, a comprender las emociones difíciles y las contradictorias y a ampliar la conciencia de tu dolor. No intentes correr con las prisas que marca la sociedad: este proceso de conocimiento del dolor por la pérdida psicológica de tu familiar te pide que lo conozcas, que le des tiempo y que encuentres las emociones que lo crean.

Ya te habrás dado cuenta de que en ningún momento te he hablado de fases del duelo ni de estados fijos del dolor, ya que el duelo es un proceso que evoluciona y es dinámico en función de las características de cada persona. Entender que es un proceso que se mantiene activo ayuda a soltar la presión de las etapas y a dar la bienvenida a sentir lo que el duelo quiere decirnos.

Ahora voy a pedirte que vuelvas al listado de las pérdidas que estás viviendo durante el proceso de demencia de tu familiar y que en cada pérdida te preguntes qué emoción sientes cuando conectas con ella. Una vez que tengas la emoción pregúntate qué mensaje te envía. A veces puede aparecer la ira y otras veces la tristeza, pero todas son igual de válidas. Sinceramente, yo sentí rabia, ira, tristeza, melancolía, miedo, mucho miedo, culpa y también alegría durante todo el proceso. Todo es válido, necesario y humano, digno de poder integrarse y crecer con los mensajes que envía cada emoción. De hecho, al menos bajo mi punto de vista, las emociones no son negativas, puesto que todas vienen a enviarnos un mensaje que necesitamos escuchar. Lo que sucede es que si pensamos que son negativas no las escucharemos y, como son tan insistentes, se vuelven incómodas hasta que las escuchas. Sin embargo, en realidad son necesarias para integrar lo que sentimos y cuidar mejor.

En definitiva, descifrar el mensaje del dolor implica aceptar la ambigüedad de la pérdida y entender que la incertidumbre forma parte de la vida. Existen muchísimas cosas que no tienen una causa en concreto y es necesario dejar de lado la racionalidad para entrar en la magia de la incertidumbre. Muchas familias me preguntan: «¿Por qué a él, que siempre se ha cuidado?», «¿Por qué nos pasa esto a nosotros?», «¿Por qué le pasa siendo tan joven?», y creo firmemente que los profesionales tenemos que aprender a aceptar y a decir de todo corazón que no lo sabemos, ya que eso ayuda a las familias y a los mismos profesionales a dejar atrás la búsqueda infinita de querer resolver.

No obstante, sí que es importante transformar la realidad de la demencia y encontrarle un sentido para relacionarse mejor con la pérdida y entender mejor el mensaje que envía. Algunas personas me han dicho cosas como las siguientes: «Gracias a esta experiencia he aprendido lo que significa amar»; «Mientras cuido de mi esposa hablo con otras personas cuidadoras y las ayudo con herramientas que a mí me van bien»; «Ahora soy una persona más empática»; «Cuidando de mi madre sané las viejas heridas de la infancia que no me dejaban aceptarla»; «El alzhéimer de mi padre tiene sentido porque gracias a esta experiencia me he dado cuenta de que tenía una relación muy conflictiva con la vida»; «La demencia de mi madre me ha impulsado a buscar a mi padre». En mi caso, gracias a mi experiencia estoy escribiendo todo esto que lees y mi trabajo es la vocación que le brinda mucho sentido a mi vida.

Éstos son sólo algunos ejemplos, pero cada persona le dará un sentido distinto a la experiencia, que es un viaje incómodo pero necesario para comprender mejor el mensaje de la pérdida. Soy consciente de que es un paso difícil, pero también soy realista y me doy cuenta de que es posible encontrar el mensaje del dolor con un viaje a nuestro interior, que deseo que esté lleno de confianza y de luz.

4.2. Las emociones durante la pérdida

> Lo que importa no es lo que la vida te hace, sino lo que tú haces con lo que la vida te hace.
>
> Edgar Jackson, psicólogo

El proceso del cuidado de una persona con demencia implica senderos llenos de curvas que te hacen perderte en un bosque que cuesta de comprender, en el que las emociones vienen a visitar a la persona cuidadora para darle un empujón de realidad. Antes de entrar en las emociones más habituales durante la pérdida psicológica quiero regalarte una introducción del porqué de las emociones, ya que es inviable tener una buena relación con ellas si no entendemos qué las motiva y las describimos de una manera errónea.

Lo primero, y absolutamente fundamental, es que, como he apuntado unos párrafos más atrás, las emociones no son negativas o positivas; simplemente pueden ser incómodas o cómodas, difíciles o más fáciles de gestionar, pero jamás negativas. Negativa es una prueba, o la consecuencia de comerte una fruta en mal estado, pero nunca una emoción. Las emociones necesitan escucha, comprensión, mimo, autoamor y validación, pero si las percibimos como algo negativo nunca nos acercaremos a ellas, aunque éstas siempre se acercarán a nosotros, y de ahí surge el conflicto. Sí, hoy sabemos que las emociones no se quedan sólo del cuello para arriba. Ésa es otra cosa que debemos eliminar: el *cerebrocentrismo*. Si nos fijamos en la definición de *negativo* de la RAE[16] podremos entender mejor el porqué de las dificultades de las personas cuidadoras para comprender sus emociones. Las emociones no pertenecen a un ámbito negativo, sino constructivo; hablan de la existencia real y absoluta de lo que nos pasa por dentro, las cuales piden reconocimiento y aceptación. Recuerdo a una persona cuidadora que rechazaba la tristeza porque la veía como algo negativo en su vida, pero al cambiar el concepto y entenderla como algo constructivo y que la ayudaba a conectar con lo que sentía de verdad me dijo: «Ahora que entiendo la tristeza siento calma y paz. Antes luchaba en su contra y ahora la escucho. Claro, no es negativa. Me ayuda a entender mejor la pérdida. ¡Qué equivocada que estaba!», mientras afirmaba con la cabeza y sonreía satisfecha. Así que el primer paso para entender las emociones es dejar atrás la negación y darles la bienvenida a las emociones incómodas o difíciles, dejar de luchar en su contra y empezar a abrazarlas, entenderlas, es-

---

16. *Negativo*: **1.** adj. Perteneciente o relativo a la negación. **2.** adj. Que implica la ausencia o inexistencia de algo. **3.** adj. Que incluye o contiene negación o rechazo.

cucharlas y, por qué no, pedirles perdón por haberlas rechazado tantas veces.

El camino de cuidar de un ser querido con demencia genera un remolino de emociones que muchas veces cuesta de entender. A veces una emoción viene de visita, pero en otras ocasiones son dos, lo cual genera el dilema de las emociones contradictorias. Aprender a ocuparse de una persona con demencia también pasa por comprender las emociones que acompañan ese cuidado, ya que no es lo mismo cuidar desde la rabia hacia la realidad que desde la comprensión del miedo. Todas las maneras son válidas, y en muchísimos casos es necesario pasar por esos momentos para convertir la rabia o la ira en grandes oportunidades para aprender y comprender lo que nos está ocurriendo por dentro. No intentes ir rápido, solucionar o querer llegar, y tampoco intentes ahorrarte alguna emoción.

Quiero que sepas que te entiendo, ya que yo misma sentí el vacío de la pérdida, la desconexión con las emociones y los conflictos de las emociones contradictorias: estaba alegre por estar con mis amigos y a la vez me sentía culpable por no estar cuidando. Pero también viví la calma de entender las emociones, el alivio de saber que tienen un sentido y la paz de entender la pérdida. Te entiendo y, de la misma manera que comprendo mi historia, también entiendo que es posible que comprendas tu propio remolino para saber hacia dónde va el viento en vez de esperar a que el viento te empuje.

A continuación, voy a explicarte las emociones y sentimientos normales y humanos que pueden surgir en este camino.

El miedo

> No hace falta conocer el peligro para tener miedo; de hecho, los peligros desconocidos son los que inspiran más temor.
>
> Alexandre Dumas, escritor

Empiezo por el miedo porque es justamente el que suele atemorizar más y, como no me gusta dar muchos rodeos con esta emoción, quiero presentártelo antes que otras emociones. Algo que me resulta muy curioso es que cuando les pregunto a las personas cuidadoras qué es el miedo para ellas me responden que no lo saben, pero lo perciben como algo negativo que no quieren sentir. ¡Ajá! Otra vez con el aspecto negativo de la emoción que nos bloquea a causa de la ignorancia que se tiene sobre ella. Sí, hay que aceptar que somos ignorantes del miedo para atrevernos a conocerlo. Las personas cuidadoras suelen presentar dificultades para conectar con el miedo por diversos motivos, pero una de las creencias más erróneas tiene que ver con lo que se ha transmitido socialmente, con frases como «No tengas miedo» o «El miedo es de cobardes». En realidad, sentir miedo es una solución para entender la mente, mientras que pensar que el miedo es un problema que nos bloquea es realmente muy dañino, ya que lo que de verdad bloquea es la relación destructiva que se tiene con él, no la emoción en sí.

En el caso de las demencias el miedo se presenta como una señal que indica que la persona cuidadora se percibe con pocos recursos para enfrentarse al cuidado de su familiar y al proceso de la pérdida psicológica, y que la demencia se visualiza como una amenaza. Repito: la persona cuidadora *se percibe* con pocos recursos, lo que no quiere decir que no los tenga. Por este motivo vemos como la relación destructiva con el miedo genera ideas erróneas, ya que en realidad todas las personas tienen más recursos de los que se imaginan, aunque en ese momento no los puedan ver.

Antes de que corras a poner en duda que, efectivamente, tienes recursos, te aseguro que he visto a personas cambiar su perspectiva cuando todo parecía estar en su contra: desde una mujer que cuida sola de su marido con los hijos de éste en su contra porque no aceptan la dolencia de su padre y le dicen que es una persona problemática por inventarse el diagnóstico, hasta una mujer extranjera cuidando sola a su madre con dos hijos adolescentes y trabajando de sol a sol, pasando por una chica de veinticinco años que deja su carrera profesional para cuidar de su madre. Éstos son algunos ejemplos de casos en que el miedo estaba llevando a estas personas por un camino extremadamente incómodo, pero supieron encontrar la manera de darse cuenta de que la demencia de sus familiares no era una amenaza y que parte del cansancio que llevaban encima se debía a la lucha continua contra una realidad que no podían cambiar. En cambio, ellos sí podían cambiar.

Esta lucha suele tener una relación muy estrecha con la pérdida psicológica que se vive durante la evolución de la demencia, que suele generar la imagen amenazante de esta dolencia en la vida de las personas. Dicho lo anterior, creo conveniente recordar las palabras de Tito Livio, que dijo que «el miedo siempre está dispuesto a ver las cosas peor de lo que son». Esto es un reflejo de la capacidad del miedo de transformar la realidad en algo que no es, con lo cual nos posiciona en la lucha y nos aleja del desafío.

Para que entiendas mejor el miedo he creado el siguiente esquema para que reconozcas el porqué de su origen:

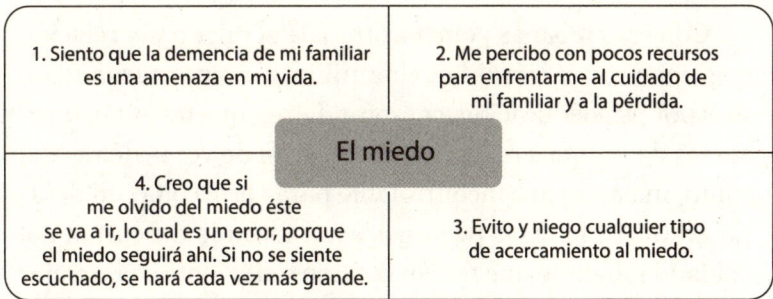

Si analizamos el esquema, vemos que el miedo nace por sentir que la demencia es una amenaza, y éste es el primer punto de inflexión. ¿Cómo reaccionas ante algo que percibes como una amenaza? Luchando y evitando, ¿verdad? Lo mismo pasa con la demencia: cuando crees que es una amenaza te defiendes de ella y luchas en su contra porque piensas que puedes cambiar la situación. Sin embargo, si cambias la perspectiva y empiezas a ver la demencia como una realidad que no se puede cambiar, pero en la que sí puedes cambiar tú para adaptarte a lo que necesita la enfermedad y tu familiar, empezarás a dejar de luchar para acercarte a la realidad.

Evidentemente, si percibes la demencia como una inmensa amenaza, te verás con pocos recursos para gestionarla y aceptar la pérdida psicológica, ya que consideras la demencia como una lucha de tal magnitud que te parece inalcanzable. En mi experiencia como psicóloga he visto a personas que, mientras les brindaba las herramientas para cuidar mejor, negaban con la cabeza y luego decían: «Sí, pero eso con mi marido no funcionará. No hay nada que hacer», o «Lo que tú digas, pero eso es imposible».

Veían la demencia como algo tan grande y terrorífico que ni siquiera escuchaban atentamente mis consejos.

Con esas mismas personas trabajé el miedo y la relación que tiene con la pérdida del familiar y, no por casualidad, sino por psicoeducación, comprendieron que tenían más recursos de los que creían, ya que dejaron de ver la demencia como una amenaza incontrolable para verla como un desafío gestionable. Esas personas asumieron la dificultad del cuidado sabiendo que tenían recursos suficientes para lidiar con esos momentos. De hecho, cada vez que las personas asumen la dificultad del cuidado escuchando el miedo, reconocen que cuando evitaban e intentaban olvidarlo, los pensamientos eran realmente exagerados y catastrofistas, ya que, cuando no lo escuchas, el miedo busca la manera de que le prestes atención y se vuelve más insoportable. Una vez que lo escuchas y te das cuenta de por qué lo sientes, empieza a perder su poder y puedes percibir los grandes recursos que habitan en ti. Normalmente suelo explicar esto como si el miedo fuese un perro atado que quiere ser libre y cada vez que pasa una persona por delante ladra y reclama atención, pero, como su necesidad no es escuchada, se vuelve cada vez más insistente para que lo liberen y sentirse atendido. Con el miedo pasa lo mismo: el miedo se ve atado y grita a los cuatro vientos para que le prestemos atención, y puede llegar hasta a escocer.

Nos hemos creído la mentira de que el miedo es un problema, cuando en realidad es el gran salvador que nos da el primer aviso de que hay que resolver algo vinculado con la demencia. Esta señal de aviso te está diciendo que existe un desequilibrio entre cómo se percibe la demencia y los recursos que se tienen. Hay que poner una atención especial a las siguientes frases: «No hay nada que hacer con la demencia», «Es lo peor que puede pasar», «Maldita enfermedad». ¿Cómo no verla como una amenaza enorme si seguimos validando este tipo de afirmaciones? **Mientras sigamos creyendo que la demencia es una amenaza enorme ocurrirá lo siguiente**:

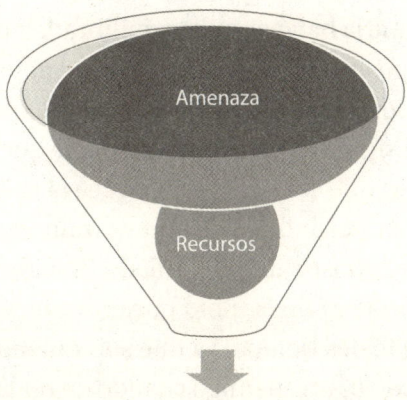

Por lo tanto, el miedo invita a conocer mejor la enfermedad para comprenderla y entender las muchas cosas que no se saben por miedo a adentrarnos en ella. **Cuando te acercas a conocer para dejar atrás el miedo empiezas a equilibrar la balanza,** lo cual provoca que otras emociones te permitan acercarte a la realidad y te inviten a soltar la mochila que tanto dolor te genera. Soltar la mochila implica darles la bienvenida a tus capacidades, que te permitirán cuidar desde la cercanía, sin resistencia.

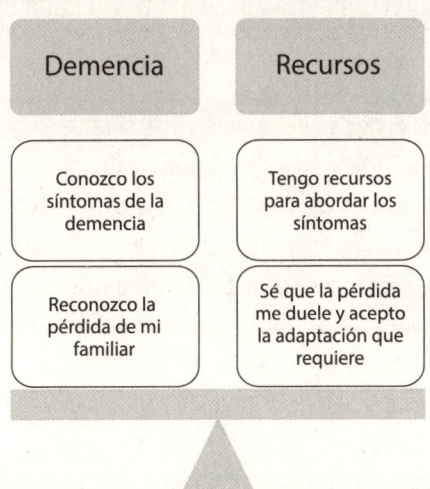

Una vez que la balanza se ha equilibrado nos damos cuenta de que es posible cambiar la perspectiva, pero, como puedes ver, el miedo no ha desaparecido, sino que se ha equilibrado. ¿Qué significa esto? Quiere decir que el objetivo de este camino es que el miedo no bloquee el cuidado y no obstruya cualquier posibilidad de aprendizaje. Cuando la balanza se equilibra conseguimos el miedo funcional que permite aprender. Sé que es un cambio muy grande, y por eso es importante que te des tiempo, ya que son muchos años creyendo que el miedo es un enemigo cuando en realidad es un amigo que nos ofrece la mano para que caminemos más cómodos.

Como sé que conectar con el miedo no siempre es fácil y muchas veces nos lleva por senderos de alta montaña que dan más vértigo que buenas vistas, comparto contigo a continuación algunas herramientas para que puedas reflexionar y acercarte un poco más al maravilloso miedo.

Herramientas para abordar el miedo

- Pregúntate si te da miedo la demencia de tu familiar y qué es lo que te da miedo. Puede ser que sea la pérdida, sentirte solo o las renuncias que debes hacer en tu vida, entre otras cosas. Reflexiona y escríbelas en un papel con total sinceridad.
- ¿Qué creencias erróneas te hacen tener miedo de la demencia de tu familiar? Escribe en un papel tu respuesta.
- ¿Cómo sientes el cuerpo cuando tienes miedo? Observa tu cuerpo cuando tienes miedo e identifica cómo reacciona. Aprender a observarse es una buena manera de identificar el miedo y reconocer cómo nos relacionamos con él.
- ¿Recuerdas alguna experiencia con la que sentiste miedo y después te diste cuenta de que el temor era exagerado? ¿Qué fue lo

> que sucedió? ¿Cómo puede ayudarte aquella experiencia con la que estás viviendo ahora? Reflexiona sobre ello.
> - ¿Qué señal crees que te está enviando el miedo? ¿Qué crees que te está diciendo?
> - Ocupar el tiempo e intentar evitar el miedo no te ayudará. Regálate tiempo y reflexiona sobre estas preguntas desde el silencio: el ruido del miedo se expresará para que puedas escucharlo y relacionarte mejor con la demencia.

El enfado y la ira

> Si una cosa pequeña tiene el poder de hacerte enojar, ¿eso no indica algo sobre tu tamaño?
>
> Sydney J. Harris, periodista

El enfado y la ira en los familiares de personas con demencia nace de la frustración de algo que no sucede, y las falsas expectativas sobre la demencia suelen ser uno de los motivos más frecuentes. Cabe destacar que el enfado y la ira son la misma emoción, pero con distintas intensidades: el enfado tiene una intensidad menor que la ira, mientras que la ira es más destructiva.

Normalmente esta emoción es visible cuando la persona pone su energía en el deseo de que la demencia actúe de una manera concreta. Las familias suelen comentarme que esperan que sus familiares recuerden lo que se les ha dicho, que se esperen tranquilos, que reconozcan a sus familiares por su nombre, que entiendan que están en su casa o que comprendan que ya han preguntado lo mismo diez veces, entre otras cosas. Cuando una persona pone su energía en ese deseo y se encuentra con que no lo puede cumplir percibe la situación como un problema y se produce una sobrecarga de energía, lo cual provoca que viva ese momento con el impedimento de poder afrontar tal sobrecarga. En ese momento la demencia no es el problema, sino la sobrecarga energética que tiene la persona, que le impide encontrar la manera de adaptarse a la realidad.

Una de las frases que repiten muchas familias es la siguiente: «Parece que lo hace a propósito. Natalí, ¿lo hace a propósito?», buscando una confirmación para validar el propio enfado y la ira que han sentido. La respuesta, evidentemente, es que no, no lo hacen. Nadie preguntaría tantas veces lo mismo a propósito, pero esta respuesta no es suficiente para una persona que siente enfado o ira, ya que necesita comprender la base de los síntomas de su familiar y aceptar la demencia tal y como es para abandonar esta creencia. No obstante, muchas personas siguen pensando que su familiar lo hace expresamente con ellos, lo cual significa el inicio de un combate en el que sólo participa el familiar y que suele convertirse en una ira destructiva. Sin embargo, si se ve la demencia como una enfermedad que le impide a la persona desarrollar sus capacidades de antes del diagnóstico y que no tiene ninguna intención de hacer daño, la perspectiva cambia: podemos ponernos en su lugar y entender que nosotros actuaríamos igual. Esto no elimina totalmente la frustración, pero sí que hace que la persona cuidadora se aleje de la destrucción de la ira y tenga más capacidad para encontrar la manera de adaptarse a la realidad.

Si una persona siente ira, no podrá poner en práctica las recomendaciones para afrontar los síntomas que comentamos en el primer capítulo, mientras que, si siente un nivel leve de enfado, la persona tendrá más abierta la ventana de la tolerancia y podrá emplear las recomendaciones. Por eso suelo decir que no es tanto la falta de herramientas, sino la manera en que nos relacionamos con ellas, ya que, mientras que una persona con ira me diría «Eso no sirve para nada porque lo hace a propósito», una persona enfadada me diría «No confío mucho en que funcione, pero lo probaré».

Una de las cosas que se deben aceptar en el camino de las demencias es que la evolución de los síntomas no implica una pérdida de todo o nada, sino que ésta es progresiva y es necesario conocer lo que sigue estando preservado y lo que no. Hay personas que ven la pérdida de memoria de su familiar como la carencia de todo, cuando esto no es así, porque la memoria tiene diversas partes y no impide otras habilidades. Otras personas, en cambio, aceptan la pérdida al ver lo que aún queda preservado. Por ejemplo, recuerdo a un familiar que me dijo: «Estoy enfadado porque mi madre no para de decirme que quiere ir a su casa cuando ya está en su casa», o «Hace un rato me preguntó dónde estaba su hijo cuando yo soy su hijo. Al rato me reconocía sin problema. Lo hace adrede». La realidad es que la persona está pidiendo ir a su casa de la infancia o juventud, y probablemente está buscando a su hijo con el recuerdo de cuando era pequeño, lo cual genera la confusión entre la imagen del recuerdo y la actual. Esto nos permite entender que las demencias son un mar fluctuante y tenemos que entender su oleaje. Comprender este mar nos acerca a rechazar la ira para poder adaptarnos a lo que la demencia pide.

Para seguir avanzando en la comprensión de esta emoción es fundamental entender con más profundidad cómo se vive. ¿Qué sentiste cuando tu familiar te repitió la misma pregunta cuando ya le habías respondido? ¿Qué sentiste cuando le dijiste que no hiciese algo y lo hizo igualmente? ¿Qué sentiste cuando no te reconoció por tu nombre? Es importante que entiendas qué sentiste en ese momento. Puede ser que se mezclasen diferentes emociones, y te pido que reflexiones sobre ello recordando cómo le hablaste a tu familiar, con qué tono de voz, cuáles fueron tus gestos y qué pensamientos te rondaban la mente.

Al hacer esta reflexión puede ser que las personas se den cuenta de que sus actos intentan castigar o descalificar a la persona con demencia con frases como las siguientes: «No se puede confiar en ti», «Te lo he repetido no sé cuántas veces, ¿cómo puede ser que no lo recuerdes?», «Ahora ya no iremos a aquel sitio porque te lo has buscado». Esto ocurre, discretamente, porque son personas que entienden que enfadarse es decir este tipo de cosas, y el castigo y el reproche se convierten en las únicas herramientas que conocen. No es culpa de la persona, sino de la educación familiar y social que ha recibido, que la ha llevado a que no pueda ver la realidad de otra manera. Sin embargo, siempre es posible cambiarlo si le ponemos amor, validación y escucha. A veces las personas que pronuncian esta clase de frases tienen heridas que necesitan sanar para poder abandonar este concepto de enfado y abrirse a entenderlo de otra manera.

Todo lo que he explicado hasta aquí sobre el enfado y la ira permite entender que percibimos estas emociones cuando nos sentimos heridos, porque seguimos considerando que la persona con demencia debería haber actuado de una manera determinada, con lo que dificultamos el reconocimiento del dolor. Esta herida puede nacer de la resistencia a mostrar la vulnerabilidad, que necesita ser reconocida para conectar con el dolor que genera la pérdida y aceptar que la persona actuó de esa manera a causa de la enfermedad y no a propósito. Por lo tanto, vemos que el enfado y la ira suelen surgir por la dificultad para aceptar la pérdida progresiva del familiar, en que el cuerpo, la mente y el alma bloquean el acceso a la vulnerabilidad, con lo cual el cuerpo expulsa lo que siente mediante el enfado.

En mi práctica como psicóloga he visto que las personas cada vez que se enfadan en realidad sienten tristeza, pero no se dan cuenta porque las creencias les impiden conectar con el dolor que sienten, con lo que se crea una resistencia para conectar con la esencia de las emociones. Está bien pasar por aquí, ya que el enfado se convierte en un gran aprendizaje para conectar con la tristeza, y a medida que vamos deshaciéndonos de las falsas expectativas de que el ser querido se pondrá bien, vamos aceptando la pérdida y conectando con la tristeza que sentimos en el camino. Lo que quiero decirte es que valides lo que sientes, te abras a comprender tu enfado y tu ira, escuches y observes tu cuerpo y abandones la vergüenza para entender por qué actúas de esta manera, para que puedas, de este modo, empezar a caminar desde tu sensibilidad.

Es muy probable que haya gente que me considere una persona muy tranquila y les cueste imaginarme enfadada o con ira, porque me lo han dicho en diversas ocasiones, pero te aseguro que también he pasado por aquí, así que te entiendo.

Herramientas para abordar el enfado y la ira

- ¿Crees que tu familiar hace algo a propósito? Reflexiona y apunta lo que consideres. Luego busca información sobre esos momentos para comprender mejor la situación. Pregunta a profesionales especializados en el ámbito de las demencias.
- ¿Tienes falsas expectativas de mejora de tu familiar? ¿Cuáles son? Reflexiona sobre ellas para tomar conciencia de cómo te afectan en el cuidado.
- Abandona la idea de todo o nada en la demencia y visualiza el mar con el oleaje que describe el diagnóstico de tu familiar.
- ¿Qué sientes en los momentos de enfado o ira hacia tu familiar? ¿Qué pensamientos te rondan la mente? ¿Cómo reacciona tu cuer-

> po? ¿Qué tono de voz empleas y cómo mueves las manos en ese momento? Reflexiona para entenderte mejor.
> - ¿Qué mensaje crees que te envían el enfado y la ira en relación con la pérdida que estás viviendo? Reflexiona sobre el hecho de que esta emoción es una manera de expresar tu dolor.
> - Habla y pregúntales a otras personas cuidadoras sobre esta emoción. Te entenderán.

La tristeza

> Sin momentos de tristeza la felicidad pierde cualquier sentido.
>
> Carl Gustav Jung, psiquiatra y ensayista

Recuerdo el funeral de la abuela de un amigo en el que la persona que hablaba dijo que a partir de entonces se sentirían el pozo oscuro de la tristeza y los momentos negativos del proceso. Sinceramente, no sabía si irme o coger el micrófono para explicar que la tristeza no es nada de todo eso, pero me quedé de pie al final de la sala, analizando todas las frases que me dejaban estupefacta. Al salir le dije a mi pareja: «Dejaré todo escrito para que en mi funeral nadie diga algo así» y luego estuve días hablando de la tristeza y de todos los aspectos positivos que tiene, más allá de la incomodidad que genera sentirla. Sin embargo, si nos paramos a pensarlo, más incómodo es evitarla o pensar que es un pozo oscuro, puesto que la tristeza es justamente lo contrario. Es luz.

Para entender mejor la tristeza que se siente a lo largo del proceso de la demencia es necesario recordar todas las veces que nos la han bloqueado. A todos nos han dicho cosas como «No expliques cosas tristes», «Vamos a cambiar de tema, que eso es muy negativo», «Si te pones triste, yo también me voy a poner triste», «No llores», «No estés así, que se te va a notar», «No es para tanto», y podría seguir con una larga lista de momentos en que se nos ha anulado la expresión de la tristeza. Una frase que sigo oyendo es la que se les dice a los niños cuando se dan un golpe: «Ya pasó, no llores. No estés triste, que no hay sido nada». Pues sí que ha sido. Otra muy cotidiana en todas las edades es la respuesta «No estés triste» cuando manifiestas que estás triste por la pérdida progresiva de tu familiar, lo cual es una muestra de la poca tolerancia social a la tristeza que tenemos. A todo esto se le suma el reduccionismo con el que se habla de las demencias, que muchas veces se describen sin darle cabida al dolor del proceso ni a la tristeza.

La tristeza es el vehículo que nos permite viajar a nuestro interior para entender qué es lo que duele en el curso evolutivo de la demencia, con lo que se abre paso un universo de respuesta que ayuda a elaborar el mapa del dolor. Te ayuda a subir los peldaños de la escalera del amor para decirte que es importante conectar con la herida de la pérdida ambigua que estás viviendo para llegar a la puerta que te permita darle un significado a todo lo que sientes.

Es probable que intentes evitarla porque es el aprendizaje que la mayoría hemos hecho, pero es necesario desaprender para conectar de manera sana con ella, ya que mientras intentas no sentirla en realidad ya estás relacionándote con la tristeza, pero de una manera no muy favorable para tu salud. Es decir, cada vez que intentes no estar triste la tristeza se volverá más insistente para que la escuches, y con el tiempo se volverá más frecuente y afectará diversas áreas de tu vida. La clave para que esto no pase es justamente escucharla, sentirla y darle la bienvenida. Lo que sucede en los casos de demencia es que la familia no suele darse espacio para la tristeza porque no entiende por qué está triste por la pérdida de una persona que sigue estando físicamente, y esta ambigüedad dificulta la conexión de la tristeza con la pérdida psicológica, porque muchas personas no identifican el deterioro de su familiar como una pérdida.

Asimismo, la tristeza en familiares de personas con demencia puede sentirse por la pérdida de momentos que antes se compartían, por echar de menos un «¿Cómo ha ido el día?», por no poder ver la película de cada fin de semana juntos o por aceptar que ya no podrá explicarte la receta de aquel pastel tan exquisito. Pero también se puede sentir tristeza por todos los objetivos que ya no pueden llevarse a cabo y sueños conjuntos que ya no se pueden cumplir. Además, y de esto se habla aún menos, también se siente tristeza por la pérdida de la propia vida de la persona cuidadora. Algunas personas me han dicho: «Siento tristeza porque ya no tengo la vida de antes», «Me siento triste porque ya no voy a yoga ni quedo con mis amigos», «Siento tristeza porque yo también he perdido cosas de mi propia vida». Éste es un aspecto que se suele pasar por alto y merece ser validado, porque la demencia también genera una alteración en su vida, ya que todo cambio implica una pérdida y toda pérdida implica un cambio. Entender esto es crucial, ya que nos permite sentir la tristeza tal y como es. Muchas personas no se sienten con el derecho de sentirla y se justifican diciendo que su familiar sigue vivo, pero lo que no ven es que la pérdida psicológica es real y hasta puede ser más compleja de comprender.

Recuerdo a una persona a la que acompañé durante la fase avanzada de la demencia de su padre que me preguntó: «Todos me dicen que debo darle espacio a la tristeza, pero ¿cómo lo hago?». Yo le respondí formulando la siguiente pregunta: «¿Qué es la tristeza para ti?». Me dijo que era algo negativo y que no debía sentir para mantenerse fuerte, y por ahí empezamos. Trabajamos el concepto de la tristeza y el motivo por el cual la describía así. Frases como «No estés triste» o «No llores» habían marcado su camino de lejanía con el sentir de la tristeza, así como también cómo le reaccionaba el cuerpo cada vez que intentaba no llorar o no estar triste cuando se lo estaba pidiendo a gritos. Una vez que reconoció de dónde venía su concepto negativo de la tristeza pudo aceptarla como una emoción más y crear su propia idea, con lo cual el cuerpo podía recoger la emoción y permitir que fluyera lo que sentía. A veces con sólo decir que se debe sentir la emoción no es suficiente, sino que necesitamos saber de dónde viene la reticencia a sentirla y así abrir las puertas a nuevas maneras de vibrar.

Una vez que nos permitimos sentir la tristeza y comprender mejor la pérdida es importante recordar que se trata de una emoción que se siente, pero se debe procurar no vivir en ella. La tristeza es útil para comprender qué es lo que duele y empezar a darle espacio a ese dolor para curar la herida, pero debemos intentar no quedarnos anclados en el sufrimiento de la tristeza, ya que allí se puede empezar a nublar la percepción de la vida y no encontrar salida a lo que se está viviendo. En estos momentos creo que es fundamental enfocarnos en lo que consideramos que echamos de menos de la persona, ya que si las preguntas se centran en uno mismo («¿Cómo lo voy a hacer para aguantar esto?», «¿Por qué a mí?») aumenta el riesgo de sufrir depresión. Por eso es fundamental hacia dónde dirigimos la voz interior que responde a la pérdida y la tristeza que se siente.

Así pues, sentir tristeza es reconocer el dolor, saber que necesitamos entenderla, darnos tiempo para procesarla y saber que, más allá de la dificultad del camino, tenemos recursos para sostenerla. Es fundamental que tengas claro que tienes recursos para sostener e integrar la tristeza, ya que mientras des espacio para sentirla también irás aprendiendo del proceso y de ti mismo. La tristeza en este proceso tiene que ver con reconocer la magnitud del amor, ya que sin el amor que reside en ti es inviable que sientas lo que sientes, por lo que esta experiencia se convierte en una señal de lo mucho que amas a la persona y tu propia vida. Sentir tristeza es una manera de proporcionarle cariño al regalo de la vida que te ha permitido experimentar momentos con tu familiar mientras percibes las heridas por el camino, que sanarán a medida que se abrace lo vivido. Sentir tristeza es sincerarse con lo que duele para que puedan abrirse las posibilidades de encontrar la motivación que le da un sentido más intenso a esta realidad, en la que algunas personas deciden vivir la vida de una manera más profunda. Abrirse a la tristeza es reconocer la pérdida, volvernos más empáticos con el dolor de los demás y ser capaces de acompañar mejor en este proceso a otras personas. Abrazar la tristeza es respetar el tiempo que necesita para expresarse, ya que al ser una emoción que se prolonga, necesita nuestra ayuda para mantenerse. Acercarse a la tristeza es abrirse a las grandes preguntas de la vida, y es importante disfrutar de las preguntas mientras llegan las respuestas.

Por lo que a mí respecta, la tristeza que viví en el proceso de cuidado de mi bisabuela y el abandono de mi madre se convirtió en la fuente de motivación para valorar la vida y vivirla según mis principios. En los momentos más incómodos sabía que todo tenía un sentido, aunque no lo podía ver. Confié en el camino y me aferré a mis valores. La tristeza que viví entonces es hoy la fuente que me brinda felicidad y luz para seguir viviendo la vida en profundidad y a vuestro lado. Recuerdo un día de profunda tristeza en que bajé el cristal de la ventanilla del coche y el aire entró abrazándome la cara. Unas lágrimas me empezaron a caer por las mejillas y mi voz interior dijo: «Estás viva. Aprovéchalo». Conectar con la vida y confiar en ella hasta que se te erice cada milímetro de piel es una manera de encontrarle el sentido a la tristeza y de convertirla en un camino para sentir alegría.

> **Herramientas para afrontar la tristeza**
>
> - Reflexiona sobre qué significa la tristeza para ti y pregúntate por qué la percibes de esa manera.
> - Cuando evitas sentir tristeza ¿cómo reacciona tu cuerpo? ¿Y cómo reacciona cuando te permites sentirla? Observa la postura, los latidos del corazón y las manos, entre otras zonas del cuerpo, para identificar cómo actúa ante las dos situaciones. El cuerpo siempre nos habla.
> - ¿Cuáles son las pérdidas que te producen tristeza en la actualidad? Te recomiendo que las apuntes para identificarlas.
> - ¿Te permites expresar la tristeza? ¿De qué manera y con quién? Identificar la manera y con quién te permites sentirla es fundamental para reconocer este recurso.
> - Recuerda centrar las preguntas en tu familiar y en la comprensión de tu dolor, alejándote de las preguntas dirigidas a ti, ya que te pueden llevar a un camino desagradable.
> - La pintura, la escritura, la música o una buena charla son maneras de expresar la tristeza.

La culpa

> Una persona que se siente culpable se convierte en su propio verdugo.
>
> SÉNECA, filósofo

Mientras empieza a bajar el sol en un día con un cielo totalmente despejado y con un calor de inicio de verano en pleno mes de noviembre pienso en las personas que no han salido a disfrutar del sol por sentir culpa. Culpa por disfrutar de un café con tranquilidad, culpa por estar con los amigos, culpa por descansar, culpa por hacer deporte, culpa por reír, culpa por reconocer las renuncias y hasta culpa por darse un masaje. No te voy a decir que dejes de sentir culpa porque eso no servirá, pero sí que te diré que la culpa tiene una versión incómoda que se vuelve disfuncional y que impide que las personas cuidadoras puedan disfrutar de momentos de autocuidado. Sin embargo, no se suele hablar mucho de que la culpa puede ser realmente transformadora, y para eso necesitamos entender qué es, de dónde viene y cómo podemos convertirla en una amiga que nos ayude y no nos limite.

Para empezar, muchas personas cuidadoras comentan que se sienten culpables por disfrutar del momento, por tener ciertos pensamientos, por pedir ayuda, por los errores que cometen o por explicar lo que están viviendo. Por eso es recomendable que cada persona reflexione sobre las situaciones por las que siente culpa y las identifique, ya que es una manera de situar el sentimiento de culpa en el mapa del cuidado. Puede ser que la culpa surja por haberle dicho o hecho algo en concreto a la persona con demencia, como, por ejemplo, sentirse culpable por haberle hablado mal. No obstante, con este reconocimiento sólo tenemos identificada una pequeña parte de la culpa, pero también es importante comprender que existe una voz interior que culpabiliza esos actos. Por lo tanto, para entender la culpa es fundamental identificar que existen dos personajes que crean la culpa: el primero es el culpable y el segundo es el culpabilizador.

El culpabilizador es la voz interna creada por las normas y los códigos que hemos adquirido durante nuestra vida, mediante la familia y la educación principalmente. Estas creencias pueden ser conscientes o inconscientes, actuamos en función de ellas y crecemos aceptando que son las normas que debemos seguir para cumplir correctamente con lo que se considera adecuado, sin darnos cuenta de que a veces actuamos siguiendo normas insanas. En este sentido, es el culpabilizador el que brinda la señal de aviso si no se cumple con la norma, lo cual puede dar inicio al sentimiento de culpa. Por ejemplo, siguiendo con el caso anterior, el culpabilizador entendería que la persona cuidadora se está saltando la siguiente norma: «Debes cuidar bien de quien te necesita» y lo expresará de esta manera: «Eres culpable de hacerle daño». Entonces, ¿cómo podemos relacionarnos mejor con el sentimiento de culpa? La respuesta es volviendo atrás hasta esas normas, códigos y creencias creados por la educación y la familia, que se adquirieron por imitación o por orden directa, con la finalidad de tomar conciencia de ellos y desaprenderlos poco a poco.

En el siguiente esquema se reflejan visualmente las partes de la culpa que acabo de explicar.

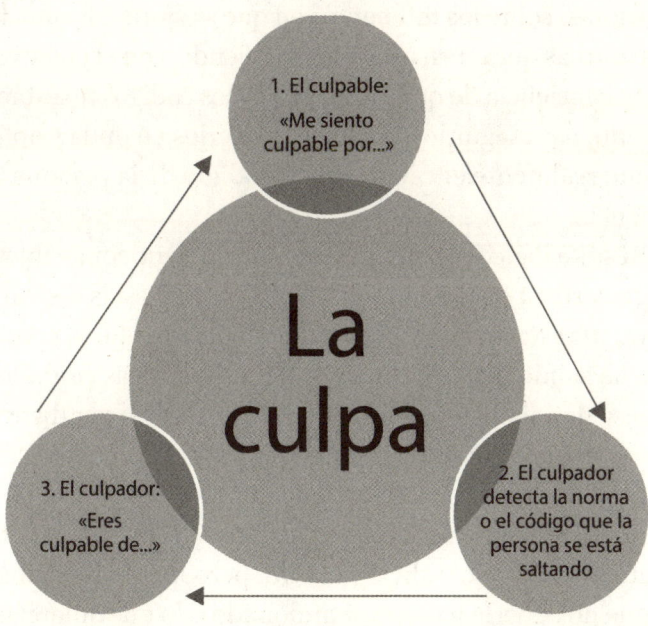

Viajar hacia la conciencia de las normas aprendidas implica aceptar que muchas de ellas ya han caducado, pero a la mente le cuesta entender que sus creencias tienen fecha de caducidad. Muchas veces somos muy modernos con los demás, pero cuando se trata de cuidar de una persona con demencia y de entender las emociones que surgen en el camino florecen las creencias de antaño, que a la mente no le parecen tan viejas. Por ejemplo, veo a muchas personas cuidadoras que recomiendan a otras que se cuiden y sigan con su vida, pero ellas no lo hacen, porque la culpa se basa en la creencia «Tengo que estar con mi familiar porque siempre me necesita». ¿De verdad? ¿Siempre? ¿Esa creencia te impide cuidarte? En este caso la mente debe darse cuenta de que esta creencia es modificable, y el culpable debe decirle al culpabilizador que existe el derecho a cambiar la norma y a estar en contra de cumplirla. Por eso recomiendo a todas las personas cuidadoras que reflexionen sobre los momentos en que se sintieron culpables y las normas que creen que están siguiendo, con el objetivo de tomar conciencia de que las normas y los códigos no están en la mente para seguirlos, sino para ponerlos en duda y aplicar los que realmente encajen con el cuidado de la persona con demencia.

Resulta lógico pensar que la culpa no tiene como objetivo machacarte ni hacerte ningún daño cuando estás disfrutando, ya que ésta actúa sin maldad para decirte que tu conducta se ha salido de la norma. A muchas personas cuidadoras les pasa que al mismo tiempo que sienten alivio por disfrutar de un momento también sienten culpa, lo cual genera sentimientos contradictorios que tienen que ser identificados. En ese momento la persona suele pensar: «Necesitaba este momento de descanso y alivio para mí, pero me siento culpable porque no debería haberla abandonado», lo que quiere decir que la voz interior le está diciendo: «Te acabas de saltar la norma de que no puedes abandonar a _____ porque te necesita». También puede ocurrir que la persona piense: «Le he gritado porque estoy sobrecargada y necesito descansar, pero me siento culpable porque no debería hablarle de esa manera», lo que significa que la voz interior está diciendo: «Te acabas de saltar la norma de que eres perfecta, no cometes errores y puedes con todo».

Déjame decirte que cometemos errores porque precisamente son la base del aprendizaje continuo en el cuidado y que no podemos con todo, lo que nos lleva a aceptar que necesitamos descanso y abrazar los benditos errores. Te recuerdo que si otra persona está cuidando a la persona con demencia se trata de derivación y de aceptar que se necesita ayuda, en ningún momento es un abandono, pero si la norma lo entiende así, le costará cambiar su estructura. Por este motivo es fundamental que conozcamos las normas que debemos cambiar y entender su porqué, mediante un viaje de observación que nos permita descifrar qué experiencias han originado estas normas. Por ejemplo, lo que nos han dicho de pequeños, los roles adquiridos en la familia, el peso del «tú eres fuerte», las críticas sociales, lo que nos han enseñado en el colegio, lo que hemos visto de nuestros abuelos y padres, la dependencia emocional y hasta el propio perfeccionismo forman la base de las creencias y las normas que pueden modificarse. Entender esta influencia y que la conducta actúa en función de ella es un viaje de introspección espectacular en el que el destino siempre es el conocimiento de tu identidad como persona cuidadora y la comprensión de tu propio proceso de pérdida.

La culpa también tiene sus sombras, que suelen ser muy incómodas, en que la parte culpabilizadora de las normas suele llamarte egoísta, desagradecido y muchos más insultos que suelen ir por el camino de la destrucción. De hecho, algunas personas cuidadoras me han dicho que se sienten egoístas por disfrutar de un momento para ellas y que eso significa mostrarse desagradecidas con lo que sus padres les habían dado. Eso, aparte de no ser verdad ni sano, es una manera que tiene esa parte culpabilizadora de desmerecer tus momentos y machacarte en cada intento. Es una especie de castigo que utiliza la mente para decirte: «Ni se te ocurra. ¿Qué te has pensado?». Quiero que sepas que te entiendo, ya que yo misma viví ese proceso y sentí como el culpabilizador me maltrataba y no me dejaba vivir con serenidad. Por eso es importante que, más allá de trabajar las normas y los códigos, hables con él para decirle que es el momento de dejar las cosas claras. A continuación, comparto contigo un ejemplo de lo que le puedes decir al culpabilizador:

La demencia ha generado muchos cambios en mi vida y muchas pérdidas que sigo gestionando y, más allá de que aún piense que debería cuidarlo siempre que pueda, la vida me ha enseñado que no es así y que existen otras maneras de darle lo que necesita sin tener que estar siempre presente. Yo no puedo vivir más con la situación de cuidarlo siempre, ya que si seguimos así yo también acabaré enferma y no considero que sea justo. Ni se te ocurra volver a decirme que soy egoísta o desagradecida por cuidarme, porque ahora soy yo la que no te lo va a tolerar. Acepto que me mandes señales de aviso por esas normas caducadas, pero te pido que no limites mi tiempo porque me desesperas y me haces daño. Te he escuchado mucho, pero ahora te pido que me entiendas tú a mí y que comprendas que me necesito para seguir en este camino, disfrutando de mi propia vida, ya que también merezco vivir mi vida sin estar cuidándolo. Te pido que me respetes, y yo también me comprometo a ayudarte, porque entiendo que las normas que te rigen simbolizan un calvario que es importante cambiar. Ahora necesito que me respetes mientras busco mi manera de disfrutar de lo que me merezco: mi vida. Gracias por escucharme.

En relación con lo expuesto, también hay personas cuidadoras que me dicen: «Yo no puedo cambiar la norma que me dice que quiero que mi padre esté bien, ya que si la elimino estará mal, y eso me genera más culpa». Nadie intenta decir que no se quiera eso, pero a veces es necesario cambiar la forma de actuar ante esa norma. En este caso podríamos entender la norma como el deseo de brindarle bienestar a la persona con demencia mediante la organización del cuidado, el control de los medicamentos, la comunicación no verbal, respetando su tiempo o con diversas herramientas que ayuden a encarar el día a día sin limitar el tiempo de autocuidado de la persona. Sin embargo, hay personas que se relacionan con la misma norma desde la obligación de conseguir que sus padres sean felices, invirtiendo todo el tiempo de su vida privada en el cuidado y en que siempre estén bien, lo cual supone una frustración continua, porque eso no depende de la persona cuidadora. Por lo tanto, también es importante reflexionar sobre la relación que tenemos con las normas para modificarlas si lo consideramos oportuno.

Recapitulando, es necesario recordar que la culpa puede ser transformadora, ya que si viajamos a nuestro interior conoceremos cuáles son esas normas y esos códigos que dirigen la orquesta de los comportamientos, con la finalidad de decirles que quizá es hora de cambiar los instrumentos por unos nuevos. Es probable que surja resistencia al cambio, porque son muchos años con las mismas normas, pero poco a poco irás encontrando la manera de despedirte de la culpa que machaca para darle la bienvenida a la culpa que transforma y abre las puertas a un nuevo autoconocimiento.

> **Herramientas para abordar la culpa**
>
> - Escribe a mano «Me siento culpable por...» y acaba la frase con lo que sientas. Puedes escribirla las veces que haga falta y, si sientes vergüenza por alguna frase, escríbela igualmente. No tienes por qué compartir lo que has escrito con nadie si no quieres.
> - Una vez que tengas tu lista acabada escribe qué crees que te dice tu voz interior de cada una de esas frases. ¿De qué te culpa? Finaliza la frase «Te culpo por...» para cada una de las oraciones anteriores.
> - Después reflexiona sobre la norma o el código que está rigiendo esa voz interior en cada uno de los ejemplos y completa la siguiente frase: «La norma que te estás saltando es...». Repítela las veces que sea necesario.
> - Finalmente, escribe cuál sería la nueva norma o el nuevo código que deberías crear para poder disfrutar de esos momentos para ti o bien para contemplar los errores como un aprendizaje. Recuerdo a una persona cuidadora que escribió: «Cuidar de mi marido también implica cuidarme a mí y descansar», «Cuidar de mi marido es un aprendizaje continuo y necesito equivocarme para aprender».

La envidia

> ¡Oh, envidia, raíz de infinitos males y carcoma de las virtudes!
>
> Miguel de Cervantes, escritor

Mientras veo cómo amanece y el sol nos saluda una vez más me dispongo a escribir sobre cómo la envidia forma parte del proceso de pérdida y lo poco que se habla de su relación con el dolor. La envidia es una de las emociones más excluidas cuando se habla de gestión emocional y suele utilizarse hasta como una manera de ofender a otra persona, diciéndole «No seas tan envidioso». ¿Te has dado cuenta de que no se suele hablar sobre la envidia? Pues aquí vamos a hablar sobre ella, porque hay muchísimas personas cuidadoras que sienten envidia cuando ven a matrimonios de su edad disfrutando de una cena, mientras que su pareja tiene demencia; cuando ven a hijos compartiendo unos momentos con sus padres, mientras que uno de sus padres o los dos tienen demencia; cuando ven a hermanos que están unidos, mientras que su hermano padece demencia, o cuando ven a una familia compartiendo una celebración, mientras que, desde el diagnóstico de demencia, esa persona sólo está viviendo conflictos familiares.

Éstos son sólo algunos ejemplos, pero son muchísimos más los que viven las familias, que suelen ocultar la envidia por vergüenza o culpa, cuando en realidad es la gran señal que permite entender cuáles son los deseos incumplidos y qué maneras tenemos de poder gestionarnos. Por lo tanto, lejos de ser la envidia una emoción de la que no deberíamos hablar, es tan válida y necesaria como las otras para comprender el dolor. ¡Cómo cambia la perspectiva!

Dentro de este marco de la envidia es importante saber que cada vez que se siente envidia por otra persona cuyo familiar no tiene demencia el deseo central no es anhelar que la otra persona también tenga demencia, sino que la envidia tiene como objetivo eliminar el estímulo que te provoca un dolor inmenso. Explico esto porque he oído muchas veces las siguientes frases: «Soy mala persona por sentir envidia», «Una buena persona no sentiría eso», cuando en realidad es normal sentir envidia porque te conecta con tu dolor de la pérdida y, por favor, no pienses que eres mala persona por ello; simplemente eres un ser humano que siente.

Aceptar la envidia es un proceso difícil en una sociedad que suele aniquilarla, pero vamos a intentar relacionarnos bien con ella con discursos como el siguiente: «Querida envidia. Me incomodas muchísimo, pero está bien, te acepto. Siento envidia de esa persona porque puede disfrutar de su padre de manera sana, mientras que el mío tiene demencia. Verlo me duele y me conecta con mi dolor, pero en ningún momento intento atacar a la persona de la que siento envidia; simplemente me duele porque me hace de reflejo de lo que tenía y ya no tengo. No soy mala persona por sentirte, y perdóname por rechazarte: soy una persona que está viviendo un duelo y verlos me duele. Acepto la envidia y otras emociones como parte del camino. Gracias, envidia, por permitirme ver qué es lo que me duele y cuáles son mis carencias. Ahora puedo verte con otros ojos». Distinto, ¿verdad? Hablarle a la envidia y entender el mensaje que nos envía es fundamental para transitar el duelo de una manera sana y nos permite entender mejor qué es lo que duele para empezar a integrar la pérdida y comprender lo que hay en nuestro interior.

También hay que tener en cuenta los componentes que generan la envidia. En primer lugar, tenemos las necesidades que consideramos que no están satisfechas; es decir, esa necesidad de querer que la persona no tenga demencia y que esté sana, lo cual puede inducir pensamientos en bucle que no ayudan a la situación y te alejan de todo lo que sí tienes y representa un valor inmenso. Sin embargo, cuando se despierta esa necesidad también puede brotar la pregunta «¿Por qué nos pasa esto?» mientras se compara la realidad con la de otras familias. Entonces hay que abrocharse el cinturón porque empieza un viaje que puede transformar nuestra manera de percibir la realidad, ya que hay que prepararse para poder vivir con la incertidumbre. Como puedes imaginarte, no puedo responder este tipo de preguntas, pero lo que sí sé es que no todo en la vida debe contestarse con una causalidad y un efecto posterior, puesto que esto nos aleja de la relación con la incertidumbre y puede motivar frases como las siguientes: «Mi padre siempre se ha cuidado y mira...», «Mi madre no ha fumado ni bebido nunca y mira...». Créeme que te entiendo, porque yo misma he estado años preguntándome por qué me abandonó mi madre, hasta que entendí que la racionalidad no siempre tiene la respuesta, que no todo ocurre como consecuencia de nuestros actos y que la conexión con la incertidumbre ayuda a soltar el control de la pregunta para entrar en el vaivén de la vida. Entiendo que esto puede generar mucho vértigo, pero es un aprendizaje que precisamente suele traer la envidia.

El segundo componente ocurre cuando la persona, además, piensa que no tiene suficientes recursos para integrar lo vivido y lo expresa con frases como la siguiente: «No puedo con esto, pero ella sí». La realidad es que la persona tiene los recursos suficientes, que deberá buscar, pero en ese momento la envidia manda y no le permite ver su propio brillo con tantas nubes oscuras.

Finalmente, el tercer componente sucede cuando la persona entra en el bucle de todas esas cosas que quedan pendientes de hablar, todo lo que no hizo y todo lo que no hará, mientras que se considera que la persona a quien se envidia sí podrá hacerlo, aunque en realidad tampoco tenemos ni idea. En este proceso la persona entra en una esfera con dos direcciones posibles: se puede sumergir en un momento complicado de envidia que escuece, o bien puede ver esta realidad centrándose en la señal que envía.

Estos componentes permiten entender que existe un dolor de la pérdida que pide que lo escuchemos, un miedo que pasa por considerar que se puede con esta situación cuando realmente no es así y unas tareas o sueños pendientes que merecen tener su espacio para integrarlos dentro de la pérdida. Esto último se relaciona con todos los sueños que ya no se pueden cumplir (viajes, conciertos, etcétera) y las conversaciones que quedaron pendientes (pedir o recibir perdón, dar o recibir las gracias por algo en concreto o compartir algún tema importante). Con este tercer componente la envidia se convierte en una de las maneras de que salga a la luz todo lo que está pendiente y que necesita su lugar, por lo que es una tarea relacional[2] necesaria y sanadora en este camino.

Por lo tanto, la envidia forma parte de uno de esos momentos de ambivalencia en que se siente alegría por la persona que puede compartir ese momento, pero a la vez también dolor por lo que no se tiene. Por eso propongo que te preguntes cuál es la necesidad no satisfecha que has podido reconocer gracias a la envidia.

> **Herramientas para abordar la envidia**
>
> - ¿Has sentido o sientes envidia de alguien en relación con la demencia de tu familiar? Escribe la respuesta para identificar esos momentos.
> - ¿Cuál es la necesidad no satisfecha que reconoces en esa envidia? Escríbela a continuación de la respuesta anterior.
> - ¿Cuáles son tus recursos para afrontar e integrar esas necesidades insatisfechas? Te aseguro que todos tenemos recursos, aunque nos cueste encontrarlos. Si es necesario, pedir ayuda para dar con ellos también es válido y muy humano.
> - En caso de que existan, ¿cuáles son las cosas que han quedado pendientes? Hacer esta reflexión te ayudará a entender mejor la envidia.

---

2. Las tareas relacionales tienen que ver con todo aquello que duele en la relación con la persona con demencia, ya que nos invitan a conectar con el dolor de la pérdida. Éstas hablan del futuro que se puede compartir (planes, proyectos, sueños), de las conversaciones que no se pudieron tener y de la pérdida de todo eso que nos daba o nos hacía sentir la persona.

La vergüenza

> Una de las emociones más poderosas en el mundo es la vergüenza y representa el miedo de que no somos lo suficientemente buenos.
>
> Brené Brown, escritora

El mundo interno de las familias de personas con demencia guarda muchos momentos que cuesta compartir y en los años que llevo acompañándolas he tenido el enorme placer de observar como la vergüenza aparece desde un rincón muy escondido y pide a gritos salir. El sentimiento de vergüenza en la familia suele surgir por los momentos de agitación, la desinhibición, la incontinencia, la forma de hablar o la propia conducta de la persona y provoca que las familias tiendan a ocultarse para que los síntomas y la realidad que se está viviendo no sean visibles.

Se habla de la vergüenza como si fuese algo insignificante, pero en realidad es una vivencia muy dolorosa y puede ser la causa de que las personas se aíslen, no pidan ayuda y retrasen el acceso a los servicios de salud correspondientes. Antes de entrar en los detalles de la vergüenza quiero que sepas que cada vez que veo a personas con demencia tomando un café, paseando, en una mesa con más gente o sentadas disfrutando del sol pienso: «¡Qué alegría verlas así!». Merecen compartir esos momentos, y seguramente no imaginarás que la chica de treinta y cuatro años que pasa a tu lado también lo ha vivido. Como yo, existen más de un millón de familias sólo en España que han pasado por una experiencia similar y que te entenderán.

La vergüenza es un sentimiento funcional en la vida de las personas, depende del contexto social de cada uno y puede convertirse en un sentimiento limitante y disfuncional.

En el caso de las personas cuidadoras de otras con demencia suele ocurrir que intentan silenciar a su familiar por timidez, pena o sentimiento de inferioridad, entre otros. Son situaciones en que la ansiedad suele aparecer porque se intenta que el familiar tenga una conducta concreta y se le dicen frases como las siguientes: «Ahora compórtate bien», «No hagas eso», «Te acabo de decir que no lo hagas». Esto, aparte de ser una infantilización, es una manera de querer controlar lo que es incontrolable, y cuando queremos controlar ya sabemos que la ansiedad suele venir de visita.

Éstas son situaciones muy cotidianas que ocurren dentro del hogar o en el exterior y que se convierten en momentos que las familias llevan muy a escondidas, y merecen la luz para abrirse a los demás. No obstante, se puede lidiar con ello, y así lo hizo una hija cuando me dijo que quería llevar a su madre al museo, pero que le daba vergüenza que la vieran de esa manera, refiriéndose a las alucinaciones y desinhibiciones que presentaba la señora. Trabajamos la vergüenza y finalmente fueron al museo, donde tenían un servicio de salud mental que ayudaba a las familias con la supervisión de la persona en las diversas salas del museo. Además de ese servicio, la hija también utilizó el sentido del humor como herramienta para encarar los comentarios sexuales que hizo su madre, tanto dentro como fuera del museo, que pude presenciar personalmente y os puedo asegurar que fue todo un desafío profesional.

Asimismo, la vergüenza también nace por el deseo de seguir manteniendo la imagen de la familia y de no enseñar públicamente el cambio de la persona con demencia. Algunas personas me han dicho: «No quiero que vean a mi padre así, con todo lo que ha sido», pensando en el rol anterior de la persona y ocultando la realidad para seguir manteniendo una imagen por la vergüenza de que los demás sientan pena, de sentirse rechazados o de que se burlen de la persona con demencia. Lo que ocurre, en resumidas cuentas, es que muchas familias dicen que lo que les da vergüenza es que todo lo que pasa íntimamente en casa se acabe haciendo público, y éste es el principal límite que no deja ver a la familia que justamente el hecho de hacerlo público es la manera de poder recibir ayuda y reducir la sobrecarga. Lejos de ser una falta de respeto hacia la persona, es una manera de ayudarla a seguir vinculándose socialmente en un mundo que también quiere ayudar. He llegado a ver a camareros sonriendo como muestra de cariño a una persona con demencia o a vecinos que se alegran de verlos y les ofrecen un momento bonito de charla. La vergüenza también implica dejarse ayudar.

Para seguir entendiendo la vergüenza es importante mencionar que la mente dice «Me da vergüenza que lo vean», pero también existe una voz interna que pronuncia frases basadas en estigmas hacia las demencias como las siguientes: «¡No puedes permitir que lo vean!», «No puedes ir a un restaurante tal y como está», «Es mejor que no vayas, porque no te van a aceptar». Es importante que se entienda que estas frases no tienen la función de limitarte, sino de darte la señal de aviso de que es necesario cambiar esas ideas y encontrar los recursos para disfrutar de una comida en un restaurante y entender que hay muchísimas personas que se adaptarán a la nueva realidad.

Por lo tanto, la voz interna debe incluir el aprendizaje de nuevas maneras de afrontar la realidad, puesto que es necesario cambiar todo lo que nos dice por una fuente de nuevos aprendizajes con los que probar, equivocarse y volver a intentarlo. Por ejemplo, si piensas «Me da vergüenza que los vecinos vean a mi familiar así» y la voz interna dice «Hay que ver, enseñando a tu familiar en esa situación. Me das vergüenza», el aprendizaje sería el siguiente: «Sigue siendo una persona que necesita el vínculo social, y yo también necesito relacionarme. Explicaré a los vecinos el diagnóstico porque no necesito esconderme, sino enseñar la realidad para vivir este desafío». Esto implica que la persona afirme para sí misma: «Ha llegado el diagnóstico, pero no somos sólo un diagnóstico. Seguimos siendo personas con necesidades, como todos, y necesito compartirlo. Acepto y aprendo de mi situación y de las miradas ajenas, que me dicen que la humildad pura es lo que realmente necesito. Abrazo a quienes me escuchan y me acompañan, que también me enseñan que tengo razones para seguir compartiendo». En ese momento se empieza a encontrar la manera de sanar la herida de la vergüenza, ya que se asume el riesgo y se acepta que existen recursos para lidiar con la situación que se está viviendo.

La vergüenza se vuelve limitante cuando bloquea cualquier tipo de acción que permita expresar y compartir la realidad, que es precisamente lo que se debe evitar. Lo dicho hasta aquí es una muestra de que la vergüenza puede convertirse en un obstáculo que impide compartir, expresar y recibir el cariño externo, bloqueando la posibilidad de vivir este camino del cuidado desde la comprensión real de lo que las personas pueden brindar. Todo lo dicho hasta aquí también refleja que la vergüenza hace que nos preguntemos lo siguiente: «Desde el diagnóstico, ¿quién soy? ¿Cuál es mi rol? ¿Qué es lo que quiero?». Éstas son preguntas que permiten que identifiquemos otra vez el rol de persona cuidadora, los cambios de rol en la familia y el miedo a mostrar esta nueva realidad tal como es.

También es importante mencionar que la vergüenza tiene una relación directa con cómo se percibe la familia en relación con el cuidado de su familiar. Por eso es importante que cada persona se pregunte cuál es su valía en el cuidado de su familiar, ya que, si la respuesta es que es poca, es muy probable que la persona sea más sensible con las opiniones del exterior y le afectará más el rechazo que pueda vivir en diversas situaciones. Comparto esta reflexión porque las personas cuidadoras viven un camino de aprendizaje continuo que deben aceptar, en el que existen momentos de dudas sobre si realmente se está cuidando bien, lo que suele llevar a falta de confianza y de autoestima. Las personas que se encuentran en esta situación necesitan creer en su manera de cuidar, en que son capaces, en que su camino tiene un sentido y en que pueden llegar a la cima de la montaña. Sin embargo, mientras no sientan esto serán más susceptibles de sentir vergüenza, y por este motivo invito a las personas a que pongan en valor su cuidado, pregunten a profesionales o personas que han vivido la misma situación si tienen dudas, asistan a grupos de acompañamiento y expliquen la realidad que están viviendo. Por supuesto, puedes empezar con la frase «Me da vergüenza explicarlo, pero...» o explicarlo tal cual («Mi marido tiene demencia»), ya que lo importante es exponerlo para empezar a conectar con tu valor, con tu desafío y con el mensaje que te envía la vergüenza.

Una de las cosas que suelen generar vergüenza en la familia es la pérdida de modales, ya que los abochorna que el resto piense que son maleducados y, en este sentido, tengo una historia para explicar. Recuerdo a una familia que me dijo que no irían más a comer fuera porque la persona con demencia comía con las manos, se quitaba la comida de la boca con los dedos y la escupía. Esa familia centraba el problema en la persona con demencia, cuando en realidad la causa de todo era la vergüenza que sentían, puesto que al final admitieron que los avergonzaba lo que pudiesen pensar los demás. Trabajando la aceptación de esta parte de la demencia, entendiendo la importancia que se les otorga a las opiniones externas y quitándose de encima el peso de controlar al familiar, la familia siguió con las comidas, eligió dos restaurantes y avisó a los trabajadores de que la persona con demencia podía tener unos comportamientos determinados, lo que generó incluso momentos de humor. Estas situaciones también ocurren en las comidas dentro del hogar, puesto que la persona cuidadora siente vergüenza, e incluso culpa, e intenta esconder estas conductas al resto de la familia. No obstante, es importante recordar que la vergüenza también es la creadora de una pared que no permite aceptar los síntomas de la demencia y se convierte en una señal de aviso de que existen cosas que duelen porque deben ser aceptadas.

En resumen, quiero compartir contigo que la vergüenza es un sentimiento incómodo, pero puede volverse una gran aliada para entender lo que nos pasa por dentro. Cada persona la vivirá de forma distinta, porque depende de cada contexto social, y deberá reflexionar sobre el hecho de que la demencia y las familias merecen ser visibles. Mirar de frente a la vergüenza también es viajar hacia el aprendizaje de nuevas maneras de relacionarnos con la situación.

Herramientas para abordar la vergüenza

- Reflexiona y escribe las situaciones en las que has sentido o sientes vergüenza y acaba de completar la siguiente frase: «Siento vergüenza cuando...».
- En las situaciones descritas antes ¿te ha ocurrido que sientes vergüenza por lo que las personas puedan sentir o pensar? Completa la siguiente frase para reflexionar sobre ello: «Siento vergüenza de que las personas reaccionen sintiendo o pensando...».
- Reflexiona sobre la importancia de compartir la realidad con las personas cercanas, ya que ellas también merecen saber qué es lo que está ocurriendo. Si la persona que vive fuera del hogar eres tú, te recomiendo que le preguntes a la persona cuidadora principal sobre los síntomas de la persona con demencia para normalizar y compartir la realidad.

- Piensa en si eso que te avergüenza podría ser un síntoma de que te cuesta aceptar la demencia. ¿Crees que es así? ¿Por qué?
- Asistir a los grupos de acompañamiento ayuda a comprender mejor estos momentos. Recuerda que son grupos en los que puedes compartir lo que consideres oportuno y que con el simple hecho de escuchar ya empieza a mitigarse la vergüenza, porque te das cuenta de que lo que le pasa a la otra persona es lo mismo que te pasa a ti.
- Recuerda que la persona con demencia es tal y como la ves, y es una responsabilidad de toda la sociedad entender que no tenemos el control de sus actos. Entender que las burlas son cosa de los demás y no nuestra es un acto de amor hacia ti y hacia la persona con demencia.
- Nunca dejes de observar tu autoestima: en ella podría estar la respuesta a tu vergüenza y tu valor como persona cuidadora. Como he mencionado antes, las familias tienen la necesidad de saber que pueden con estas situaciones y yo te digo que es posible llegar a la cima, pero nunca en solitario.

La alegría

> [...] Defender la alegría como un principio
> defenderla del pasmo y las pesadillas
> de los neutrales y de los neutrones
> de las dulces infamias
> y los graves diagnósticos.
>
> MARIO BENEDETTI, escritor

Algunas familias me han comentado que no se puede sentir alegría en la situación en la que están, mientras que otras me han dicho que sienten alegría en diversos momentos con su familiar. ¿Cómo se entiende esto? La respuesta es la perspectiva y dónde enfocamos nuestra atención: si la centramos en todo lo perdido sin ver nada más o si la mente se encamina a aceptar la pérdida mientras también contempla la posibilidad de seguir compartiendo y creando momentos juntos.

Las familias que sienten alegría no niegan la pérdida ni han dejado de sentir tristeza o miedo; simplemente han aprendido a bailar entre sentimientos contradictorios. Por lo tanto, la alegría no es una emoción vinculada a cuando todo está bien y en orden, sino que aparece cuando podemos percibir la demencia como una situación incómoda en la que, sin embargo, es posible seguir construyendo momentos y compartiendo la oportunidad que la vida nos sigue regalando. Personalmente, recuerdo que en las últimas semanas de mi bisabuela sentí alegría porque tuve la posibilidad de decirle que la quería y sentí una profunda gratitud por la vida, pero a la vez sentía tristeza. Una vez más, la perspectiva y la gratitud se convierten en elementos claves en que puede surgir la alegría.

Reconozco que muchas personas me miran muy raro cuando digo que es posible sentir alegría durante el proceso del cuidado de un familiar, pero me miran aún más raro cuando digo que la persona con demencia siente alegría en diversos momentos y que incluso puede ser feliz. Debo reconocer que es un momento que me encanta y que disfruto observando las caras de sorpresa por los choques neuronales que deben de generarse en el bosque cerebral, mientras pienso en la alegría que me brinda a mí tener la posibilidad de explicarlo.

Muchas familias han compartido conmigo que han percibido alegría en su familiar cuando cantan una canción, cuando llevan a cabo alguna actividad diaria, cuando comen, cuando toman café o en otros momentos del día en que se nota que la alegría está presente. También hay algunas personas que dicen: «Ay, qué pena», refiriéndose a la persona con demencia, sin darse cuenta de que los que sienten pena son ellos, mientras que la otra persona puede estar alegre. Estas personas exteriorizan lo que sienten sin conectar con su pena, pero es más fácil poner la emoción en los demás suponiendo cómo se sentirán.

En los momentos de alegría de la persona con demencia también hay personas que se sienten culpables por compartir esa alegría y, en este sentido, recuerdo a una persona que me dijo, en relación con su madre con demencia, que «a veces está graciosa y nos entra la risa. Me siento un poco culpable al reírme con ella». Esto nos muestra que la expresión de la alegría también depende de las normas y los códigos establecidos durante nuestra vida y que la culpa puede aparecer y bloquear la alegría para que no pueda manifestarse. Por lo tanto, las emociones no funcionan solas y nos ponen en la obligación de entender que la expresión de una emoción repercute en la otra. Por ello, debemos desterrar frases como «¡Alégrate!» o «Tienes que estar alegre», ya que precisamente hacen que te alejes más de la alegría e impiden el viaje hacia otras emociones. Tal vez para entender por qué cuesta tanto conectar con la alegría del cuidado deberás plantearte qué emociones te están bloqueando.

Verlo de esta manera nos abre a la gratitud, la compasión, la perspectiva, la aceptación y el sentido del humor, que son elementos fundamentales en este proceso. Para que lo entiendas mejor, la perspectiva permite ver que la demencia es mucho más que un listado de síntomas, ya que también es expresión de amor y alegría. Claro que los síntomas ayudan a comprender la enfermedad, pero quien sufre demencia también es una persona que siente y percibe y los síntomas jamás deberían borrar el brillo de la alegría ni el movimiento de la sonrisa. Ampliar la perspectiva es como ponerle gafas a una persona que no ve bien, con la finalidad de que contemple la totalidad del paisaje.

La gratitud es empezar por sentir de todo corazón que si estás leyendo esto es porque estás vivo y sigues teniendo la oportunidad de compartir lo que Sílvia Pérez Cruz y Rozalén dijeron en una canción: «Però em fa somriure, m'ajuda a viure. Aquest camí, i aquest destí que ens ha fet família» («Pero me hace sonreír, me ayuda a vivir. Este camino, y este destino que nos ha hecho familia»). Sentir la gratitud por tener la oportunidad de sorprendernos y coincidir, de vivir cada encuentro y todo lo que hace posible que disfrutemos de la existencia del compartir también es alegría, porque nos conecta con la certeza de que no sabemos si tendremos otro momento como ése. Es cierto que es todo un reto sentir gratitud, pero una vez que te das cuenta de que la felicidad no es la que nos proporciona la gratitud, sino que es la gratitud la que nos brinda la alegría y, en consecuencia, la felicidad, puedes abrazar el momento para, sencillamente, disfrutarlo con tu familiar.

La compasión es un aspecto del que ya hemos hablado en otro capítulo, que recomiendo leer encarecidamente, pero vuelvo a mencionarla porque es el elemento que nos permite ponernos en la mente de la otra persona, y es especialmente importante para entender que la alegría también se expresa en la demencia.

Otro elemento que contribuye a la alegría es la aceptación, ya que si la familia percibe la realidad con pensamientos como «ya no hay nada que hacer» es imposible que conecte con la alegría. La aceptación de la realidad es el camino a la adaptación y el cambio que necesita esta realidad, y la alegría surgirá gracias a una percepción más profunda y realista de la demencia. En este sentido, hay familias que me han dicho: «Desde que acepto la demencia vivo más momentos alegres, aunque reconozco que también lloro y siento miedo». Ésta es una realidad que demuestra que aceptar no significa estar siempre alegres, sino encontrar el camino para conectar con la alegría mientras nos movemos en el vaivén contradictorio de las emociones.

Finalmente, el sentido del humor es una herramienta que me recuerda la cantidad de veces que me reí cuando trabajaba en residencias. El sentido del humor permite suavizar y diluir situaciones difíciles de gestionar, como cuando una persona con demencia dice «Quiero ir a mi casa», pero se refiere a ir a su casa de la adolescencia, que es la que recuerda. En ese momento, en lugar de decirle «Ya estás en tu casa. ¿La reconoces?», porque no servirá de nada, podemos emplear el sentido del humor diciéndole entre risas: «Luego vamos, pero antes ¿me ayudas a doblar los trapos? Hay que ver, mamá, parece que los trapos tengan patas y se desdoblen solos». Por lo tanto, se trata de reírse juntos, no de ellos. Esto quiere decir que el sentido del humor es una herramienta que nos relaja y quita tensión en los momentos difíciles de afrontar con una persona con demencia, lo cual contribuye a reducir el estrés, a unirte más a tu familiar y a ver la demencia de una manera más realista. En resumidas cuentas, el sentido del humor es dejar de tomarse los delirios, las alucinaciones y los pensamientos del familiar tan en serio y como algo personal y, sin ridiculizar y bajándonos del pedestal de que tenemos razón, acercarnos a su mundo riéndonos juntos y dando paso a la alegría.

Finalmente, no voy a decirte que todo es alegría porque no es así, pero sí quiero decirte que la alegría es una práctica que se va adquiriendo poco a poco y que va entrando en tu vida para eliminar las barreras que puedan existir con la persona con demencia. Al final, la alegría es el punto de unión gracias al cual las personas con demencia y nosotros congeniamos y se borran las diferencias marcadas por la enfermedad, ya que nos lleva a recordar que seguimos siendo seres que necesitan reír y disfrutar.

4.3. La pérdida psicológica en la demencia

Cuando cursaba la carrera de Psicología tuve un momento de pasión por la psicooncología, pero la descarté para centrarme en el maravilloso y complejo mundo de las demencias, sin darme cuenta de que la ambigüedad de la pérdida era lo que realmente me removía. Durante el máster en Neuropsicología escribí informes que me hacían preguntarme cómo encajaba la familia toda esta pérdida mientras leía los resultados. En mi paso por las residencias recuerdo que observaba cómo entraban las familias cuando venían de visita, pero especialmente miraba a las que venían por primera vez. Confieso que me preguntaba cómo estarían viviendo el proceso, y me venían ganas de quitarme la bata blanca, meterme en el coche y preguntarles: «Oye, ¿cómo estás? ¿Cómo ha sido el camino hasta aquí? ¿Puedo darte un abrazo?». Siempre he pensado que soy una psicóloga un poco rara y tengo la intención de seguir pensándolo.

También recuerdo un día que caminaba por Barcelona y vi a dos personas acompañando a una persona con demencia de sesenta y cinco años como máximo. La mirada se me fue directamente a los familiares mientras me contenía para no preguntarles «¿Cómo estáis? ¿Cómo lo lleváis? ¿Vamos a tomar algo y me explicáis?», porque os aseguro que a veces tengo ganas de hacerlo y me contengo porque acabaríamos comiendo juntos. Para algunos puede parecer un inconveniente e incluso que soy demasiado cercana como profesional, pero para mí es un gran regalo de la vida que me permite entender que hay que escuchar, validar y abrazar el proceso de pérdida psicológica, ya que sin estos pensamientos nada de lo que hago tendría sentido. No sólo mi experiencia personal y los estudios me han traído hasta aquí, sino también los abrazos que muchos de vosotros me habéis regalado y las gracias de corazón que he sentido validan mi idea de que la comprensión de la pérdida es clave en este camino, que tiene senderos silenciados que se vuelven más cómodos cuando se les da voz.

Si bien es cierto que la comprensión de los síntomas es crucial, no podremos aceptarlos si no reconocemos la pérdida psicológica durante la evolución de la demencia. Ya te habrás dado cuenta de que he ido mencionando la pérdida desde el inicio del libro, ya que considero que es necesario entender que el dolor que genera la pérdida tiene una repercusión en diversos momentos, y no se puede explicar todo lo que he expuesto sin hacer referencia a la pérdida. No obstante, lo que no he señalado es que el dolor por la pérdida psicológica de la persona suele originar estrés en la familia, ya que es un dolor poco comprendido, poco validado y poco aceptado socialmente incluso por la misma persona que lo vive.

Hace poco un familiar me dijo: «Aún recuerdo cuando en aquella reunión familiar nos hablaste de la pérdida psicológica. En aquel momento la negué, ahora empiezo a aceptarla». A esto se añadió la sorpresa, porque pensaba que el dolor de la pérdida se daba sólo en casos de fallecimiento. Este señor de sesenta y tres años estuvo cuidando a su pareja y a su madre, ambas con enfermedad de Alzheimer, y durante cinco años no se dio cuenta de las pérdidas que estaba viviendo. Como él existen muchísimas personas más que no conocen este dolor que viven cada día, no saben de dónde nace ni por qué lo sienten, mientras que otras personas que tampoco lo conocen lo minimizan con frases como «Lo veo mejor de lo que me decías» o «No es para tanto», porque no son conscientes de las consecuencias de estas frases ni saben hacerlo de otra manera. Personalmente, y en relación con una pérdida ambigua que he vivido recientemente, le dije a una amiga: «Sé que me lo dices con buena fe y queriendo ayudar, pero me duele que me digas esto y no me ayuda. Te agradecería que no me lo vuelvas a decir. Gracias». Ella me entendió, y te recomiendo que lo pongas en práctica si alguna frase te duele.

Aceptar el dolor como parte del proceso implica comprender que tu familiar ya no es quien era antes, aunque todavía esté contigo. Durante el proceso de comprender la pérdida psicológica es muy probable que muchas personas se resistan a entender la demencia y a cambiar la forma de relacionarse con su familiar y que actúen como si nada estuviera pasando o evitando el contacto. Es normal pasar por esta situación, porque es una manera que tienen el cuerpo, la mente y el alma de evitar la realidad, pero sólo será útil durante un tiempo, porque llega un momento en que la resistencia a integrar la realidad caduca. Por eso es importante que cada persona comprenda el tipo de pérdida que está viviendo, para poco a poco dejar atrás la negación y dar paso a la asimilación de la realidad, que permite comprender mejor lo que realmente está ocurriendo y adaptarse a los síntomas.

Si ponemos atención a todo lo mencionado, primero he hablado del proceso de pérdida y luego de la adaptación según los síntomas, ya que las decisiones del cambio en el cuidado sólo pueden aceptarse cuando el dolor se vive sin resistencia, lo cual provoca el gran cambio que abre las puertas a tomar decisiones durante el cuidado. De hecho, no es tan extraño que las familias que me preguntan por una alucinación o una desinhibición acaben hablando sobre cómo están viviendo la pérdida de su familiar. Esto nos permite entender la importancia de normalizar el proceso y de permitirse un espacio para ordenar lo que se siente en el camino.

En otro momento del libro se ha explicado la importancia de no controlar la demencia intentando buscar una solución, ya que sólo causa más malestar e impide la adaptación a la nueva manera de relacionarse con la demencia y con quien la padece. Quienes actúan de este modo suelen ser las personas que, cuando se les pregunta cómo están en relación con la demencia, responden cosas como «Aguantando» o «Soportándolo». Las personas que viven la demencia de esa manera limitan cualquier vía que permita adaptar la realidad a la persona y se centran en que pase el tiempo. De hecho, son las mismas personas que esperan que el día simplemente acabe, sin darse cuenta de que tienen la posibilidad de transformar la realidad que están viviendo en una más constructiva, creativa y adaptativa.

Lo que quiero decir es que es posible encontrar el sentido a la pérdida que se está viviendo, dejando de lado la búsqueda de la solución para enfocarse en la pérdida psicológica de la demencia sin querer controlarla. Encontrarle el sentido es un camino necesario para que sea más llevadera y sincera, y algunas personas me han terminado diciendo cosas como las siguientes: «Gracias a la demencia he entendido lo que significa amar», «Desde que entiendo mi dolor conecto más con las personas», «Mi experiencia tiene significado para otras personas», «En el camino de la demencia me he conocido realmente», «Entendiendo la pérdida he descubierto otras pérdidas que había silenciado y que me bloqueaban» o «El sentido de cuidar de mi madre fue convertirme en su madre y entender parte de su pasado. Así pude perdonarla». A continuación, voy a compartir contigo una historia muy personal:

Estaba a su lado preguntándome cómo estaba consiguiendo cuidarla, con todo lo que significaba, llorando a escondidas, sabiendo que la tristeza estaba presente, pero sin saber qué era lo que me entristecía. Cuidé sin ser consciente de que era cuidadora porque simplemente entré en el rol otorgado y decidí cuidar por amor, pero también porque no quedaba otra opción después de tanto abandono social. Cuidé sintiendo todo tipo de emociones y sensaciones que daban giros en mi cuerpo, que sólo quería que lo escucharan, hasta que un día la sentí. Sentí la pérdida que estaba viviendo cuando me llamó con otro nombre y entonces me rompí, pero sin darme cuenta de que me estaba rompiendo por todo lo que no había aceptado hasta ese momento. Los cambios de pañal, las alucinaciones, las noches aguantándole el brazo para que no se arrancara la vía, la agresividad y las curas no fueron suficientes para percibir la pérdida psicológica. Era mi madre y me negaba a perder lo que aún me quedaba, sin darme cuenta de que hacía tiempo que lo había perdido. Me negué porque nadie me explicó que el amor seguía existiendo y nadie me dijo que la pérdida psicológica era parte del camino. Fue Natalí la que se negó a aceptarlo, y hoy soy la misma Natalí que te dice que el sentido de cuidarla fue aceptar la estructura familiar, reconocer la dependencia emocional y darme la inmensa oportunidad de estar a tu lado. Hoy mi sentido es estar a tu lado.

Lo que quiero transmitirte es que hay que respetar el proceso sin querer pasar página rápido y aparentando estar bien, ya que eso sólo nos lleva a un camino de querer agendar el dolor como si fuera la planificación semanal. Así vamos medicalizando lo que sentimos, alejándonos de la conexión con la vulnerabilidad y la fragilidad que todos tenemos, que nos acercan a la sensibilidad y a la parte más auténtica de cada persona. El tiempo no va a curar ninguna pérdida por sí solo; necesita conciencia del proceso para integrar, personas bonitas que nos acompañen de manera respetuosa, conocimiento del proceso, reconocimiento de uno mismo y comprensión de la vida dentro de la pérdida, así como de la pérdida dentro de la vida.

Finalmente, quiero recordarte que el dolor de la pérdida en la demencia es el arte que le regalamos al amor gracias a que somos seres relacionales, que el sufrimiento nace de no acompañarnos a nosotros mismos en el proceso y que es necesario vivir este proceso en comunidad. En esta sociedad que nos impulsa a estar siempre con una sonrisa parece que no se da cabida a estos procesos ni a las personas con demencia, pero tú debes ir a lo tuyo con tu proceso y respetando siempre tu vulnerabilidad.

Expresar el dolor de la pérdida es la esencia natural de todo ser humano, y siempre encontraremos el amor que nos merecemos, hacia nosotros mismos y los demás. Al final, la integración del dolor de la pérdida de un familiar con demencia es un proceso que no deja a nadie indiferente y siempre acaba teniendo un sentido que tenemos la responsabilidad de buscar. Tal vez cuando Mario Benedetti dijo que «cuando creíamos que teníamos todas las respuestas de pronto cambiaron todas las preguntas» se refería al sentido, ya que cuando encuentras todo lo que creías saber se da la vuelta y surgen nuevas preguntas. Disfruta de ellas.

5

El mar de la demencia

> Hoy el viento es poderoso, pero no es él quien lo dice, sino las ramas de la encina. Aprender de esa discreción, de esa lección muda del viento.
>
> Ida Vitale, poeta

El mundo de las demencias es una invitación a iniciar un viaje hacia nuestra propia historia de vida y comprender cuáles son las heridas que han sanado o que han quedado al descubierto durante tantos años. Las demencias nos empujan a asumir la responsabilidad de reconocer que hay cosas que nos duelen y que pueden venir de muy atrás, lo cual abre la grandiosa oportunidad de admitir que esas heridas deben curarse con el amor a uno mismo y el diálogo interno.

La evolución de las demencias deja en evidencia que todo lo que nos gustaría decirle a la persona con demencia o escuchar de ella ya no es posible, lo cual nos ofrece la inmensa lección de vida de que no es necesario hablar con la otra persona para sanar algo que es tuyo y de nadie más. Más allá de los fuertes vientos y del oleaje de tu mar es posible navegar, aunque no conozcas el destino ni cómo será el trayecto. Es fundamental que sepas que tienes un precioso barco llamado cuerpo, unos maravillosos remos llamados mente y una luz que te guía llamada alma que te indican que es posible navegar. Es esencial que creas que es posible; todas las personas cuidadoras necesitan creerlo.

Me despido de ti y de este conjunto de palabras con un regalo. Deseo que te llegue, te llene y te ayude a navegar en tu mar.

Una buena parte del mundo

Una buena parte del mundo y yo conocemos tus días llenos de dudas que llaman a tu puerta preguntándote si lo estás haciendo bien y creando silencios incómodos que hablan más que las palabras.

Una buena parte del mundo y yo sabemos que cuesta cambiar la relación sabiendo que está, pero no está en una realidad que cuesta de aceptar y crea un mar difícil de navegar.

Una buena parte del mundo y yo reconocemos tu esfuerzo por adaptarte cada día encontrando fuerzas donde ni te imaginabas que las tenías, sabiendo que es posible más allá de los altibajos.

Una buena parte del mundo y yo interiorizamos la realidad del dolor para aceptar el camino, cómodo a ratos e incómodo a ratos también, en que el silencio de los días se convierte en regalos.

Una buena parte del mundo y yo te invitamos a que remes reconociendo lo que escuece, a que elogies tu manera de navegar y abraces tus cicatrices llenas de recursos.

Cuídate mucho,

Natalí

Bibliografía

Alzheimer's Association, «2023 Alzheimer's disease facts and figures. The patient journey in an era of new treatments», *Alzheimer's & Dementia*, 19, 4 (2023).

Alzheimer's Association. Alzheimer's and dementia. «What is dementia?», <https://www.alz.org/alzheimers-dementia/what-is-dementia?lang=en-US>.

Avargues-Navarro, M. L. *et al.*, «Caring for family members with Alzheimer's, and burnout syndrome: impairment of the health of housewives», *Frontiers in Psychology*, 11 (2020), p. 576.

Ballesteros, S., *Psicología de la memoria: estructuras, procesos, sistemas*, Universitas, Madrid, 2012.

Barbosa, S. H.; y Urrea, A., «Influencia del deporte y la actividad física en el estado de salud físico y mental: una revisión bibliográfica», *Katharsis*, 25 (enero-junio de 2018), pp. 141-159.

Bermejo Gómez, I. *et al.*, «Duelo anticipado en familiares de personas con demencia. Variables psicosociales asociadas y su impacto sobre la salud del cuidador. Una revisión de literatura», *Revista Española de Geriatría y Gerontología*, 58, 4 (2023), 101374.

Boss, P., *La pérdida ambigua: Cómo aprender a vivir con un duelo no terminado*, Gedisa, Barcelona, 2015.

Budson, A. E.; y Solomon, P. R., *Pérdida de memoria, Alzheimer y demencia: Una guía práctica para médicos*, Elsevier, Barcelona, 2017.

Calaubuig, Karen Juan et al., «Duelo anticipado en familiares de personas con enfermedad de Alzheimer: análisis del discurso», Av. Psicol. Latinoam., 39 (2021).

Cruzado, L. *et al.*, «Demencia frontotemporal - variante conductual como diagnóstico diferencial de trastornos psiquiátricos primarios», *Revista de Neuro-Psiquiatría*, 84, 3 (2021), pp. 183-204.

Doron, R.; y Parot, F., *Diccionario Akal de Psicología*, Ediciones Akal, Madrid, 2008.

Gazzaniga, M. S.; Ivry, R. B.; y Mangun, G. R., *Cognitive neuroscience: The biology of the mind*, W. W. Norton & Company, Estados Unidos, 2014.

Gilhooly, K. J. *et al.*, «A meta-review of stress, coping and interventions in dementia and dementia caregiving», *BMC Geriatrics*, 16, 106 (2016).

González, R. A.; y Rojas, M., «Afasia progresiva primaria y apraxia del habla progresiva primaria: revisión», *Revista Neuropsicología, Neuropsiquiatría y Neurociencias*, 19, 2 (2019), pp. 1-25.

Izquierdo, E., *Anosognosia en la enfermedad de Alzheimer en el momento del diagnóstico: prevalencia e influencia en la evolución de la enfermedad*, Universidad de Valladolid, 2020.

Lovell, B.; y Wetherell, M., «The cost of caregiving: endocrine and immune implications in elderly and non elderly caregivers», Neurosci. Biobehav., 35 (2011), pp. 1342-1352.

Núñez, A. B. *et al.*, «Parálisis supranuclear progresiva. A propósito de un caso», *Avances en Biomedicina*, 9, 3 (2020), pp. 113-121.

Pacheco Estefan, D. *et al.*, «Coordinated representational reinstatement in the human hippocampus and lateral temporal cortex during episodic memory retrieval», *Nature Communications*, 10, 1 (2019), 2255.

«Plan Integral de Alzheimer y otras Demencias (2019-2023)», Ministerio de Sanidad, Consumo y Bienestar Social, 2019.

Redolar, D., *Neurociencia cognitiva*, Editorial Médica Panamericana, Madrid, 2015.

Rubio Acuña, M., «Comprendiendo la experiencia y las necesidades al ser cuidador primario de un familiar con enfermedad de Alzheimer: estudio de caso», *Gerokomos*, 25, 3 (2014), pp. 98-102.

«World Alzheimer Report 2022. Life after diagnosis: navigating treatment, care, and support», Alzheimer's Disease International, 2022.

«21 de septiembre. Día Mundial de la Enfermedad de Alzheimer», Sociedad Española de Neurología, 2022.

Fundaciones y asociaciones

Ace Alzheimer Center Barcelona (Fundació Ace)
Gran Vía de Carlos III, 85 bis, 08028 Barcelona
Tel. 93 430 47 20
<www.fundacioace.com>

Alzheimer's Association
225 N. Michigan Ave., floor 17, Chicago, IL 60601
<www.alz.org>

Fundació Alzheimer Catalunya
Vía Augusta, 48-54, entresuelo 1.ª, 08006 Barcelona
Tel. 93 459 22 94
<http://alzheimercatalunya.org>

Asociación de Familiares de Enfermos de Alzheimer (AFA)
Busca la más cercana a tu casa.

Centro Alzheimer Fundación Reina Sofía
Calle de Valderrebollo, 5, Vallecas, 28031 Madrid
Tel. 91 385 23 00
<https://www.fundacionreinasofia.es/ES/proyecto_alzheimer>

Confederación Nacional de Asociaciones de Familiares de Personas con Alzheimer (CEAFA)
  Calle de Pedro Alcatarena, 3, bajo, 31014 Pamplona
  Tel. 948 17 45 17
  <www.ceafa.es>

Fundación Alzheimer España
  Avenida Daroca, 80, local, 28017 Madrid
  Tels. 91 343 11 65; 91 343 11 75
  <https://alzfae.org>

Fundación Pasqual Maragall
  Calle de Wellington, 30, 08005 Barcelona
  Tel. 93 326 31 90
  <https://fpmaragall.org>